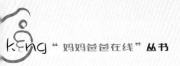

"妈妈爸爸在线"丛书

龙猫药师漫话
儿童用药安全

李晓蕾 编著

刘绮黎 绘图

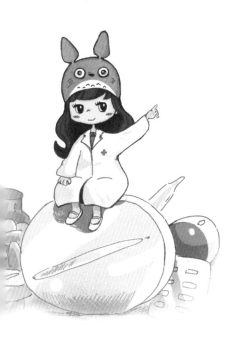

世界图书出版公司

上海·西安·北京·广州

图书在版编目（CIP）数据

龙猫药师漫话儿童用药安全 / 李晓蕾编著；刘绮黎绘 .
—上海：上海世界图书出版公司，2017.8
（妈妈爸爸在线丛书）
ISBN 978-7-5192-3405-8

I. ① 龙… Ⅱ . ① 李… ② 刘… Ⅲ . ① 小儿疾病—
用药法—基本知识 Ⅳ . ① R985

中国版本图书馆 CIP 数据核字（2017）第 162321 号

书　　名	龙猫药师漫话儿童用药安全
	Longmao Yaoshi Manhua Ertong Yongyao Anquan
编　　著	李晓蕾
绘　　图	刘绮黎
责任编辑	沈蔚颖
装帧设计	上海永正彩色分色制版有限公司
出版发行	上海世界图书出版公司
地　　址	上海市广中路88号9–10楼
邮　　编	200083
网　　址	http://www.wpcsh.com
经　　销	新华书店
印　　刷	上海新艺印刷有限公司
开　　本	787 mm × 1092 mm　1/16
印　　张	14.75
字　　数	200千字
印　　数	1–5000
版　　次	2017年8月第1版　2017年8月第1次印刷
书　　号	ISBN 978-7-5192-3405-8/R·428
定　　价	45.00元

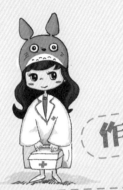

作者介绍

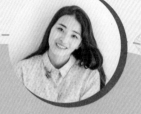

李晓蕾

　　浙江瑞安人，中国药科大学临床药学硕士，上海交通大学医学院附属上海儿童医学中心主管药师，中国医疗自媒体联盟成员，科普微信公众号"龙猫药师"的创始人。

　　她是患儿和家长们口中和蔼可亲的"龙猫药师"，积极致力于儿童安全用药理念的普及和推广，先后获得上海儿童医学中心"院长奖"、上海交通大学医学院优秀药师、上海市合理用药宣传先进个人等荣誉称号。

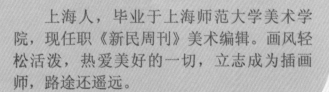

刘绮黎

　　上海人，毕业于上海师范大学美术学院，现任职《新民周刊》美术编辑。画风轻松活泼，热爱美好的一切，立志成为插画师，路途还遥远。

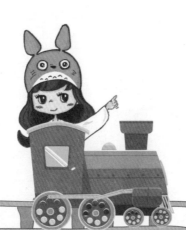

欢迎关注我的
微信公众号
"龙猫药师"。

有关儿童用药
方面的疑问，可以
在这里向我提问！

扫一扫，在微博上
也可以找到我！

加"龙猫药师小助手"
为好友，带您与
其他粉丝家长
交流育儿心得！

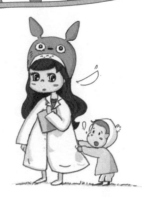

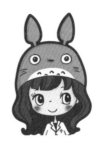

儿童用药无小事，本书不能替代医生给出的专业诊断和医疗意见。在给孩子用药之前，一定要咨询你信赖的医生，听取他们的建议。

赠人玫瑰，手有余香

在我记忆里，知道"龙猫药师"要远远早于李晓蕾这个名字。一直都听说上海儿童医学中心医院里有一位"龙猫药师"，不曾谋面，只是听说这位药师在下班后利用自己的专业知识在网上不厌其烦地为家长解答用药方面的各种问题，最后总结了一整套家长关注的"宝宝用药宝典"，在网上免费为家长做科普，据说已经有几十万粉丝了。听说了很久，终于一天有机会见到这位"龙猫药师"，出乎意料地是，这位网络科普达人竟然是一位温柔典雅美丽大方的女药师。

作为一名儿科医生，我深知做科普不易，要长期坚持做科普更是不容易。每天在医院上班都像打仗一样，很多时候晚上回到家已经精疲力竭，有时连话都懒得说。而晓蕾——这位年轻的临床药学硕士，能够深深体会到家长在孩子用药时的种种焦虑与困惑，能够坚持每天抽出下班后的 1 小时为家长答疑解惑，一做就是 2 年，这份执著与热情着实让人感动不已。

非常感谢晓蕾能让我有幸先读了手稿，其实也是给了我一次学习的机会。拿到《龙猫药师漫话儿童用药安全》手稿后，我一口气看完了全书。

从一位母亲的角度来看，本书的内容非常实用，确实是门诊时家长问得最多的问题，也是最容易混淆的问题。说实话自己尽管是个儿科医生，书中提到的很多用药小细节之前也忽略了。而且文中有很多精炼短小的语句；提问式的标题，读起来一点不累。内心感慨着，如果时光倒流到自己刚做母亲那会，这本书应该是我育儿图书中必备的一本。

从一名儿科医生的角度来看，尽管这是一本科普书，但是涉及非常专业的用药知识，来不得一点马虎，所以对很多专业细节我也在仔细研读。医学的进展和知识更新速度很快，有时几年前的建议可能最近的研究成果就不一定支持了，因此应用最新的医学成果还是非常重要的。很高兴在书中，我看到了许多给家长的建议，都附上了专业的指南和来源出处。这其实是非常专业的引证方法，作者应用到科普图书中，不仅提升了内容的科学性，同时也为读者今后的知识及时更新提供了基础。用通俗的语言表达，就是我们的医学界有着一大批专家不断研究总结，提供最权威的用药知识指南，而晓蕾通过自己不断学习吸收后用科普的方法传递给读者。

"赠人玫瑰，手有余香。"回顾晓蕾坚持了2年的公益之路，付出很多，但细读本书之余我相信她也一定从中收获不少，字里行间能够感受到她的自我学习的精神与提升之路。在这么多家长的信任与鼓励中，唯有不断地学习、不断地更新自己的知识，才能为家长们传递更科学、更具实用性的用药知识。期待晓蕾能在公益科普路上越走越稳，得到更多家长的肯定与认可。我想这可能是所有儿科医者一生的追求吧！

江 帆

上海交通大学医学院附属上海儿童医学中心党委书记
国家卫生和计划生育委员会儿童用药专家委员会成员
中华预防医学会儿童保健分会副主任委员
中华医学会儿科分会儿童保健副组长
2017 年 4 月

这是一本极有意义的书

欣闻上海儿童医学中心李晓蕾药师的《龙猫药师漫话儿童用药安全》一书将出版，我非常高兴。我们在很多公益场合见过面，李晓蕾致力于推广儿童用药安全，她曾多次和全球（中国）儿童安全组织（Safe Kids Worldwide–China）、世界健康基金会（Project HOPE—Health Opportunity for People Everywhere）等组织一起进行儿童用药安全的相关公益活动。

观看她给家长做用药咨询时，她的热情，她的亲切，是一种有温度的关怀。那天，在"用药安全，我'药'健康"的公益活动现场，她告诉我她将出版这本科普书，邀请我为她作序，我很乐意地答应了，因为我觉得这个主题非常有意义。

全球儿童安全组织也正在推进儿童用药安全，并且每年都会出儿童用药安全的相关报告。现实情况不容乐观：全球每年有五百余万 5 岁以下的儿童死亡，他们中的许多人是可以通过安全有效的药物来治疗的，却常常没有得到合适的用药治疗。儿童不是"缩小版的成人"，他们对药物的代谢不完全同于成人。儿童的年龄、体重和生理状况不同，需要选择不同的药物，而目前针对儿童开发的药物专用剂型很少；另外，全球存在着儿童药物"超说明书"使用的问题，这说明一些药物对儿童的疗效还没有被临床研究证明。

儿童用药问题如此之多，这是一个全球性的挑战。作为一名有共同愿景的公益人，我愿借该书出版发行之际，向大家推荐此书，一起来关注和学习这个话题，这本书将从专业的视角剖析日常生活中最常见的儿童用药问题。

李晓蕾和她的团队，以专业的态度，用轻松的漫画给大家讲解儿童用药问题，突破晦涩的医学术语名词，别具特色，提供最切实的帮助。这本书花费了她大量的精力，挑选家长最关心的用药话题，用漫画导入生活场景，对具体场景中的用药问题进行专业分析和实用建议。书中有很多的观点、建议和细节，有助于家长更好地处理在儿童日常疾病中的用药问题，同时也有助于纠正家长一些认识误区，科学育儿。相信《龙猫药师漫话儿童用药安全》这本书能够使大家从中得到启发和受益。

崔民彦
全球儿童安全组织中国区首席代表
2017 年 3 月

合理用药，维护儿童的健康

儿童用药安全是中国乃至全球关注的热点。让我们看一下这组触目惊心的数据：我国儿童不合理用药的比率高达 12%~32%，儿童用药不良反应发生率约 13%，新生儿更高达 25%；30% 聋儿是因为药物的毒副作用所致；每年死于不良用药者中的三分之一都是儿童；儿童用药不良反应率是成人的 2 倍。俗话说"是药三分毒"，药是把双刃剑。因此，儿童用药知识普及迫在眉睫。关心儿童健康，就是关心我们的未来。本书把晦涩难懂的专业知识用通俗易懂的图文来表达，值得赞赏和推荐。

2014 年我创立了中国首家医生集团（Dr.Smile Medical Group），是为了提供让人满意的、令人感动的医疗服务。医院里除了医生，药师也是医疗过程中非常关键的一个环节。李晓蕾是一名临床药师，这个职业不同于临床医生，也不同于一般的调配药师。临床药师以其丰富的现代药学知识与医生一起为患者提供和设计安全合理的用药方案，协助医生在正确的时机为患者提供正确的药物和正确的剂量，避免药物间不良的相互作用，解决影响药物治疗的相关因素等方面遇到的问题，在临床合理用药中发挥了重要作用。

临床药师这个新兴职业的出现，无疑为充分运用药物，保证药物治疗的合理、安全、有效提供了有力的保障，并且让用药治疗达到精准和个体化。

李晓蕾药师编著的这本《龙猫药师漫话儿童用药安全》科普书，为患儿家长和患儿都提供了更多帮助，可以很好地用作患者用药知识的普及。同时，这也是一本温暖的书，作者和她的团队用轻松的漫画形式，再现生活中的用药场景，从真实的生活中提炼最切合实际的用药需求，列举的用药问题切中父母们的用药痛点，给出的建议非常实用。

以我微弱烛光，照亮世人生命之长路。所言所信，付诸实践。温馨医疗，微笑服务，医生、药师一起在努力。

张 强

中国首家医生集团创始人

2017 年 3 月

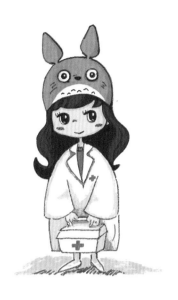

前　言

现阶段儿童用药安全隐患之多，作为一名在儿童医院工作的临床药师，我有太深的感受，这使我有了写这本儿童安全用药科普书的动力和责任。

目前，我国缺乏足够服务于儿童的医生和药师，家长用药不当也会给儿童带来安全风险。以下一些统计数据可能会让你感到吃惊：有72.5%的家长在用药过程中擅自给孩子停药；42.7%的家长会根据自己或亲友的经验给孩子用药；34.7%的家长让孩子同时服用多种药物；27.4%的家长自行调整用药剂量；19.8%的家长将药物溶于牛奶、糖水、饮料、粥、汤中给孩子服用。

全球儿童安全组织在《2015年儿童用药安全报告》中提出：儿童药物中毒近年来呈上升趋势，86.4%的儿童中毒均发生在家中，2014年药物中毒所占比率已上升到73%，相当于每3个中毒就诊的孩子中，就有2个孩子是药物中毒。

国家食品药品监督管理总局发布的《2016年儿童用药安全调查报告白皮书》也告诉我们：中国儿童药物不良反应率是成人的2倍，新生儿更是达到4倍。我国每年约有3万儿童因用药不当陷入无声的世界。

做父母的，最怕孩子生病，而孩子生病了如何正确安全地给孩子用药，也是家长最犯难的事。和成人相比，儿童不合理用药、用药错误造成的药物性损害更严重。据统计，全球每日有 125 名儿童因药物中毒而死亡，儿童药物中毒已成为全球性的公共卫生问题。

幸运的是现在越来越多的人意识到了儿童安全用药的重要性，在 2016 年全国"两会"上，医疗界的不少代表都注意到了关于儿童用药安全的问题。很多代表提到儿童药物对于剂型、质量、安全要求更高，鼓励优先生产儿童药物，同时也呼吁医务人员和家长合理用药，希望通过这些措施来保障儿童用药安全。

家长也很努力地在学习科学育儿知识。不少家长通过网络向我表达了他们面临的困惑或迷惘。"吃药时，什么食物不能吃？""两种眼药水同时用，间隔时间为多少？"像这类最基本的用药问题，是他们问得最多的。

于是我决定从临床和日常家长的提问中梳理脉络创作《龙猫药师漫话儿童用药安全》这本书。本书分为四个部分：第一部分"安全用药基础知识"，重点讲解药学基本知识；第二部分"儿童常见病用药提醒"，包括解热药、祛痰药、抗过敏药、抗寄生虫药等药物的用药疑问；第三部分"细心家长别犯这些错"，指出了常见的用药误区；第四部分"家长别忽视的提示"，紧跟现在的育儿热点，提出实用建议。

我希望通过轻松有趣的方式来传播科学的用药知识，于是邀请了好朋友刘绮黎小姐创作漫画，场景重现，尽量用简单的语言介绍药学知识。

儿童不是"缩小版的成人"，不能随意用药，家长日常生活中要养成安全用药的好习惯，谨慎用药，科学存放，以防药物中毒对孩子造成不必要的伤害。防范儿童误服药物，还需我们一起努力并提高警惕。作为一名儿科专科医院的临床药师，我坚信通过自己科普药学知识的努力，能够帮助家长学会从容地护理孩子的疾病，合理安全用药。我所创办的微信公众号"龙猫药师"也会尽自己所能,在儿童安全用药的科普方面贡献一份力量。

这本小小的著作凝聚了众多志同道合好友的心血。这是一个创作的过程,也是一个学习的过程,更是一个收获的过程。我由衷地感谢本书的绘画师刘绮黎小姐在繁忙的工作之余,同我一起夜以继日,终成书稿;感谢本书编辑沈蔚颖女士关注儿童安全用药这个话题,和我们一次次讨论,进行策划,是她的热忱和努力最终推进了本书的出版;感谢我的先生吴超支持我的事业,并给予我帮助;感谢上海交通大学医学院附属上海儿童医学中心党委书记江帆女士、全球儿童安全组织中国区首席代表崔民彦女士和中国首家医生集团创始人张强先生为这本书撰写推荐序;感谢首都儿科研究所附属儿童医院的钟旭丽药师和刘毅药师帮助审稿;感谢上海儿童医学中心的领导和同事们给予我的鼓励和支持。

最后,特别要感谢的是"龙猫药师"微信公众号以及龙猫药师安全用药咨询群里我忠实的朋友们。他们多是关心儿童安全用药的家长,以智慧、耐心和科学的态度对待儿童用药这件事情,他们的信任和关注也鞭策激励着我在儿童安全用药的科普路上不断努力,继续前行。

李晓蕾

2017 年 4 月

目录

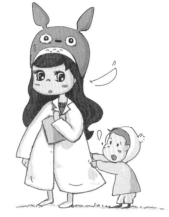

细心家长别犯这些错

家长别忽视的提示

CONTENTS

安全用药基础知识

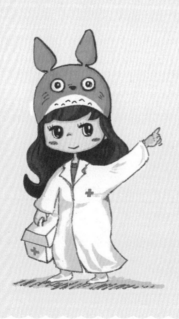

药物剂型和喂药技巧

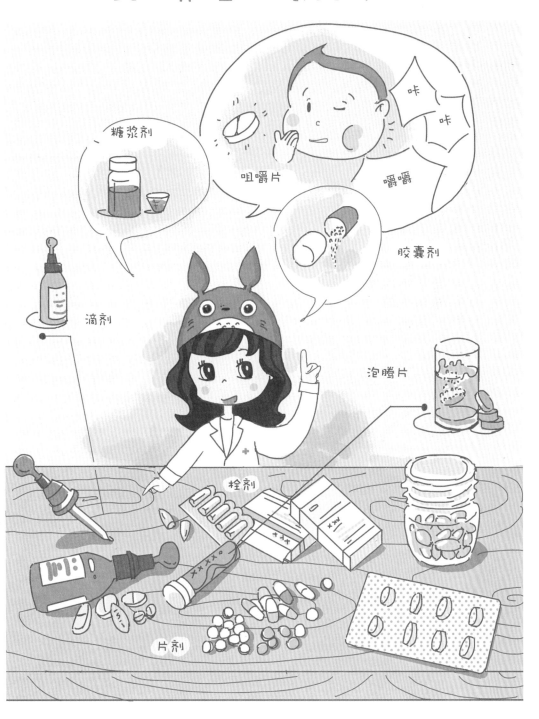

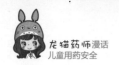
儿科常用药物剂型主要有片剂、颗粒剂、胶囊剂、滴剂、糖浆剂、混悬剂、咀嚼片、泡腾片、栓剂等。不同月（年）龄段的孩子应选用合适的剂型，合适的剂型一方面可以降低给孩子喂药的难度；另一方面更有利于孩子对药物的吸收利用，让药效发挥最大的作用。

不同月（年）龄段孩子选用的药物剂型

不同月（年）龄段孩子适合的药物剂型不同，家长可根据下表了解适合自家孩子服用的药物剂型（表1-1）。

表1-1　孩子月（年）龄段和适合的药物剂型

月（年）龄段	适合的药物剂型
0~12个月	从出生~12月龄的婴儿。一般不允许家长自行使用非处方药物，必须在医生指导下用药，口服药物使用液体剂型。
1~3周岁	1~3周岁的幼儿。这个年龄段的孩子无论是生理还是心理的发育都非常明显，各方面的发展都很迅速。口服药物经常使用颗粒剂、糖浆剂、滴剂等。
3~6周岁	3~6周岁的儿童。这是开始探索生活、学习技能的启蒙时期。一般口服药物除了液体剂型，可以慢慢过渡到固体剂型。
学龄初期	6~12周岁学龄儿童。以游戏为主的生活方式开始转变为以学习为主的生活方式。可以根据孩子的体重、喜好和习惯选择易于接受的剂型，既可以选择味道较好的颗粒剂、糖浆剂，也可以使用携带方便的片剂等，选择较多样化。
青春发育期	12~15周岁少年。基本能服用成人的所有剂型；从医学角度看，18周岁以下的孩子都应该看儿科，因为他们的肝肾功能还未发育到成人的标准，所以还是要选择那些标明儿童服用的药物。

儿科常用药物剂型比较及喂药技巧和储存方法

不同的药物剂型有不同的优点，其喂药技巧、储存方法和注意事项也各有不同。

常用剂型：片剂

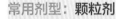

掰开

优　　点：药物含量大、药性稳定，价位相对较低。

代表药物：氯化钾片

喂药技巧：片剂一般适用于年龄较大有吞服能力的儿童。取适量的片剂，用温水送服。如果片剂体积较大，较难吞服，可以掰成小片或碾碎再喂孩子。

储存方法：片剂保存不好会出现碎片、潮解、粘连、霉变等现象。一般片剂的保管主要是防潮，糖衣片最好贮存于阴凉处；其次是避光，有些片剂的活性成分对光敏感，受光照易变质。

注意事项：肠溶衣的片剂、双层糖衣的片剂、缓释片剂、多酶片等特殊剂型的片剂，不能掰碎或碾碎服用。

常用剂型：颗粒剂

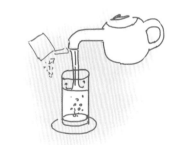

优　　点：药物里添加了一些口感好的添加剂，孩子较容易接受。

代表药物：头孢克洛颗粒

喂药技巧：颗粒剂也称为冲剂，既可以直接服用也可以用温开水稀释服用。不爱喝水的宝宝，可以直接服用或者将颗粒剂混合在辅食中喂给孩子；爱喝水的宝宝，可以用温开水稀释到合适的浓度，再借助喂药器、量杯等喂给孩子。如果用滴管、喂药器或小勺喂药，要插入宝宝口中适当深度，以免吐出药物。

编者注：本书采用药物通用名，为方便读者阅读，常见药物名后标注常用商品名。

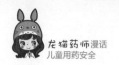
储存方法：颗粒剂容易在吸潮后结块，它的保存主要是控制温度和湿度，应存放于阴凉处，保持合适的湿度，湿度大会导致颗粒吸潮结块变质。颗粒剂开封后，应尽快服用；如需开袋分次服用，用密封条封住开口。

常用剂型：胶囊剂

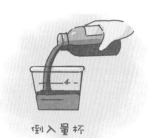

不要扔掉胶囊外壳

优　　点：掩盖药物的苦味及特殊异味，还能提高药物的稳定性及利用率。

代表药物：红霉素胶囊

喂药技巧：宝宝觉得吞咽胶囊比较困难，尤其是在口干或唾液分泌不足时更加感觉吞咽困难。因此在服药前，可以先漱口或喝些温开水湿润喉咙，然后将胶囊放在舌头的根部，喝一口水咽下。另外注意，用温开水送服，温度在40℃左右为宜（水温过高送服容易让胶囊黏在咽部或食道）。

储存方法：胶囊受热、吸潮后容易粘连、变形或破裂。胶囊的保存主要是控制温度和湿度，应存放于阴凉处，保持合适的温度，不要过于干燥，过于干燥的胶囊会因失水而破裂。

注意事项：不能吞服胶囊或者胶囊需要分顿服用的孩子，家长请咨询医生或药师是否可选用替代的药物或剂型，能否将胶囊打开直接服用里面的粉末。即使能够直接服用里面的粉末，为了预防粉末呛入婴幼儿气道，粉末也不建议直接倒入孩子口中。

常用剂型：糖浆剂或混悬剂

优　　点：可按照孩子每次服药时所需的量取药，同时起效快、服用方便，口感好，易被儿童接受。

代表药物：氯雷他定糖浆剂、布洛芬混悬液

喂药技巧：缓慢摇动药瓶，将药物成分充分混匀，视线与药物液面保持水平，量取准确的剂量，再用滴管、喂药器、小勺或量杯喂给孩子。如果用滴管、喂药器或小

倒入量杯

勺喂药，要插入宝宝口中适当深度，以免吐出药物。药物用多少取多少，最好做到只倒出，不再往回倒入，更不宜将瓶口与嘴接触，以免污染。喂药后可以给予一些清水漱口，避免糖分残留引起蛀牙。

储存方法：溶液剂容易产生霉变和沉淀。糖浆剂含有丰富糖分等营养物质，也容易受到细菌污染。因此应存放于阴凉处，避免阳光直射和采取有效措施防止微生物的污染。

注意事项：糖浆剂和混悬剂开瓶后，建议尽快使用，开封1~2个月后建议弃用，服药前尤其要注意有无不正常沉淀。

常用剂型：滴剂

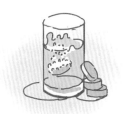

优　　点：药物浓度高，服用容积小，便于婴幼儿服用。

代表药物：伪麻美芬滴剂

喂药技巧：缓慢摇动药瓶，将药物成分充分混匀，用滴管量或注射器取合适的剂量，将滴管或将注射器放置在孩子口腔的一侧，贴近面颊，缓慢将药物注入。这样的喂药方法可以避免喂药时孩子呛咳。喂药后可给予安抚奶嘴或饮少量水帮助宝宝吞咽。

储存方法：滴剂与糖浆剂一样属于溶液剂，容易产生霉变、沉淀、细菌污染。滴剂的保存方法与糖浆剂相似，存放于阴凉处，避免阳光直射和采取有效措施防止微生物污染。

注意事项：开封后的滴剂，有效期变短，请尽快使用，并且观察有无不正常沉淀。

常用剂型：泡腾片

优　　点：放入水中后会冒出好玩的气泡，儿童乐于接受。

代表药物：维生素C泡腾片

喂药技巧：选用玻璃或搪瓷内胆的杯子，量取半杯温开水（100~150ml），将一次服用的药片投入其中，待气泡完全消失后，摇匀后服

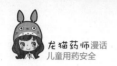
用。泡腾片现泡现喝，放置过久，溶解于水中的药物可能因氧化而失效。

储存方法：泡腾片中含有碳酸氢钠和有机酸，两大物质遇水反应产生二氧化碳，所以泡腾片要储存于避水干燥处，避光密封。

注意事项：严禁直接口服或含服，相比其他的药物，泡腾片具有一定的黏附性，在未完全分解的情况下，更容易黏附在喉管上，导致呼吸道堵塞引起窒息，因此不宜直接服用。

常用剂型：咀嚼片

优　　点：加入糖果味香料，香甜可口，适于儿童服用。

代表药物：维生素D钙咀嚼片

喂药技巧：叮嘱孩子用药时在口腔里咀嚼的时间尽量长一些，一般要达到5~6分钟。咀嚼完吞咽，可用少量的温开水送服。

储存方法：咀嚼片也容易潮解，请放在干燥阴凉处，一般的药瓶中都配备了相应的干燥剂，不要误服。

注意事项：咀嚼片常加入蔗糖、甜味剂及食用香料，口感较好。家长要妥善保管咀嚼片，放在孩子不易找到的地方，以免孩子把药当糖吃。

常用剂型：栓剂

优　　点：有效成分由直肠黏膜吸收，直接进入血液循环，胃肠道刺激小。

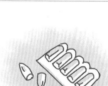

代表药物：布洛芬栓剂

喂药技巧：孩子采取俯卧位，露出肛门。家长须轻柔地把栓剂圆滑的一头作为前端，慢慢地推入肛门，如果涂上橄榄油加以润滑则更容易插入。插入栓剂的刺激感易产生排便感，因此当栓剂完全推入肛门以后，隔着卫生纸按压孩子肛门几分钟，1小时内尽量不要排便。如果栓剂太软，可以先冷却使它变硬再使用。

储存方法：栓剂在温度过高时容易软化变形；温度过低或环境过干，则会开裂。

因此栓剂一般宜在30℃以下的常温处密闭保存，并控制好相对湿度。

*注意事项：使用栓剂前家长要清洗双手，剪短指甲，保持指甲圆滑。

关于药物说明书上的储存名词

经常有人会问龙猫药师：密封、密闭有什么区别？阴凉处和凉暗处一样吗？遮光、避光呢？下面详细解释一下这些专业词汇的真正含义，大家可以更方便、正确地储存药物。

遮光、避光：用不透光的容器包装。

密闭：将容器密闭，以防止尘土及异物进入。

密封：将容器密封以防止风化、吸潮、挥发或异物进入。

阴凉处：指储存温度不超过20℃。

凉暗处：指避光且储存温度不超过20℃。

冷藏：储存温度2~8℃。

---

*编者注：每次喂药前都需要清洗双手，查对药物的品种、剂量、服药时间。

教你准备儿童家庭小药箱

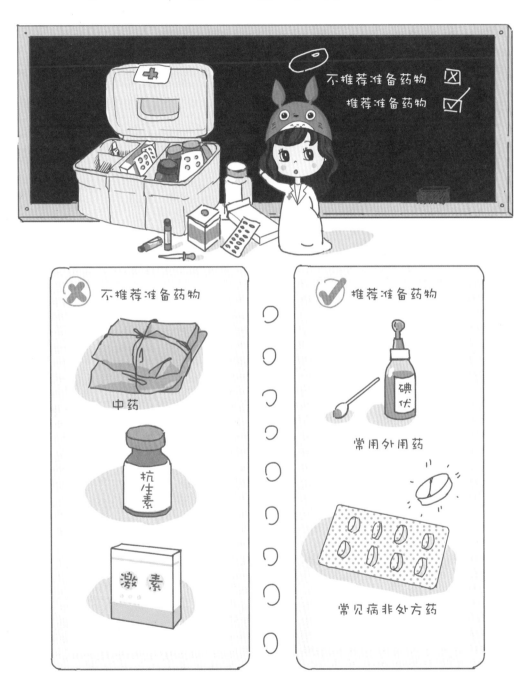

不推荐准备药物 ☒
推荐准备药物 ☑

❌ 不推荐准备药物

中药

抗生素

激素

✅ 推荐准备药物

碘伏

常用外用药

常见病非处方药

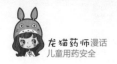

很多家庭都备有药箱，但基本不会将成人和儿童的药物分开放置。可是孩子不是"缩小版的成人"，龙猫药师建议每个家庭都有必要专门为孩子准备一个家庭药箱。可是那么多的药，哪些是必备的呢？儿童家庭小药箱要尽量精简，只要准备一些常用的，且相对安全的药物。

网上流传着很多热心家长分享的家庭小药箱清单，但是作为一名专业药师，龙猫药师首先要提醒大家：我不赞成常见清单里推荐准备的以下药物——中药、抗生素、激素。

家庭常备药物清单

解热镇痛药

对乙酰氨基酚（商品名：泰诺林）

成分为对乙酰氨基酚，是一种相对安全的儿童解热药物。常规剂量短时间服用，不良反应很少；如果大剂量长期使用，则有可能会发生肝毒性。最小适用年龄为 3 个月，1 岁以下幼儿用药需遵从医嘱；间隔 4~6 小时重复使用，每日不超过 4 次。

布洛芬（商品名：美林）

成分为布洛芬，是世界卫生组织、美国食品药品监督管理局唯一共同推荐的解热药，是公众首选的儿童抗炎药。治疗儿童高热安全、有效、持续时间长，不良反应较少（主要为消化道不良反应）。

最小适用年龄为 6 个月，6 个月以下需遵从医嘱；间隔 4~6 小时重复使用，每日不超过 4 次。

提醒：有些孩子在发热时会伴随出现呕吐，因此可以准备布洛芬栓剂，以备不时之需。另外，大部分复方制剂感冒药中已包含解热成分（包括对乙酰氨基酚或布洛芬），用药前应看清成分，避免重复用药。

感冒药

酚麻美敏（商品名：泰诺）

酚麻美敏有小儿专用的口服剂型，主要成分是对乙酰氨基酚、右美沙芬、伪麻黄碱、氯苯那敏，可以解热、镇咳、缓解鼻塞、过敏等症状。2岁以下幼儿慎用。

如果使用了酚麻美敏，就不需要重复使用对乙酰氨基酚。

止泻药和胃肠道调理药

蒙脱石（商品名：思密达、必奇）

成分是蒙脱石，"物理"止泻，在肠道形成一层保护膜，安全、有效，但使用过量会引起便秘。

第三代口服补液盐（商品名：博叶）

第三代口服补液盐，用于因腹泻引起的电解质紊乱和脱水症状。比起第二代在口感上有改进，孩子们更喜欢。

益生菌制剂

益生菌制剂对调理肠道菌群紊乱有帮助，可以起到双向调节——不仅可以治疗腹泻，还可以缓解便秘。

益生菌制剂的种类很多。常见的有双歧杆菌三联活菌（商品名：培菲康）、枯草杆菌二联活菌（商品名：妈咪爱）、地衣芽孢杆菌活菌（商品名：整肠生）、布拉氏酵母菌散（商品名：亿活）等，根据自己宝宝的情况可

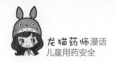

以选择合适的种类。

泻药

开塞露

主要成分是甘油，是宝宝便秘时临时救急的好帮手。

乳果糖（商品名：利动）

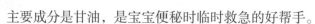

乳果糖是一种温和的泻剂，比较安全，不良反应少，但不能长期或大量使用，可能会导致腹泻。

儿童便秘常常是暂时性的，往往通过调整饮食可以得到缓解，而很多食物中也含有缓解便秘成分，如西梅汁、苹果汁和梨汁等。所以儿童便秘以饮食调整为主。

抗过敏药

抗过敏药物也是必备的，比较常用的口服药物有氯雷他定和西替利嗪。这两种药物的作用差不多，只要准备一种就可以。

外用药及器具

炉甘石洗剂

涂于瘙痒部位，用于缓解皮肤瘙痒症状。

创可贴、碘伏、棉签

如果伤口比较大，可以用纱布包扎后送医院处理。如果没有纱布，可用卫生巾（对，就是用卫生巾，按压较大面积伤口）临时紧急按压。

云南白药气雾剂

用于跌打损伤、瘀血肿痛、肌肉酸痛等。

莫匹罗星（商品名：百多邦）

抗生素类外用药膏，适用于脓疱病、疖肿、毛囊炎、溃疡合并感染，以及创伤合并感染等。

医用酒精棉球（酒精棉布）

现在有很方便的小包装，每包 2 小球，10 包一盒，5~10 元一盒。家庭常备酒精棉球的话，这种形式卫生、干净，出门外带方便。如果准备的是一般的液态医用酒精，需要注意经常检查，因为酒精极易挥发。

医用纱布（医用胶带）

推荐买新型带弹性和透气防水功能的大胶布。小伤口直接贴一块使用。

医用一次性口罩

流行病季节、过敏季节时出门必备，为孩子提供一道保护屏障。

其他

很多儿童用的药物包装里配有量杯或滴管。如果药物中没有，就准备一个量杯或滴管，量杯和滴管都便于家长按准确剂量给宝宝用药，滴管还方便喂药。

很多药物比较苦，孩子不愿吃，经常打翻，这时家长可以选择一个儿童喂药器。正确的做法是尽量避开舌头，轻轻地将喂药器从颊黏膜和牙龈之间送入口腔，轻推活塞，分次将液体药物喂给宝宝。

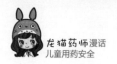
药箱里无须备用的药物

口服中药

中国人往往认为中药、中成药是安全无害的，其实中药需要辨证施治，而绝大部分家长不具备自己诊断的能力。例如孩子得了风寒感冒，如果家长擅自选用了适用于风热感冒的药物，反而会加重孩子病情。

口服抗生素

抗生素是处方药物，需要医生的处方单才能使用。此外，医生对于病原菌的判断除了自己的医学知识外，同时还要借助其他的辅助诊断。

家中常备抗生素，容易造成抗生素滥用。如若孩子发生感染，需要及时就医，不要拖延孩子的病情。

激素

长期口服激素会影响孩子的生长发育，所以需要在医生的诊断和指导下使用。虽然一些弱强度的激素软膏对湿疹引起的瘙痒、炎症有很好的作用，但也不建议家庭常备，因为使用激素要有明确的临床指征，不能因为对症状有效就随意使用。

看图识标选药的技巧

认识药物上的一些标识，有助于家长判断这个药物能否可以自主购买。包装上带有下图中前两种标识的药物是不需要处方就可以购买的，相对来说比较安全。

常用药物标识

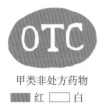

甲类非处方药物

■红 □白

乙类非处方药物

■绿 □白

外用药物

■红 □白

麻醉药物

■蓝 □白

精神药物

■绿 □白

毒性药物

■黑 □白

放射药物

■红 □白

理论上,乙类非处方药物(绿色标识)比起甲类非处方药物(红色标识)更安全一些,但是需要强调:没有绝对安全的药物,只有用对了药,科学用药,才是好药,才是安全的药。

管理家庭药物的一些常识

(1)不要准备太多药物,容易过期造成浪费。用药前一定要看清楚药物的有效日期,过期的药物千万不能用。

(2)儿童病情复杂,进展快,尤其是小月龄的宝宝,当你发现宝宝有异常建议及时去医院就诊,以免耽误病情。

(3)家庭自备药物对缓解一些简单的症状很方便,但不要期待所有的疾病都可以用家庭小药箱里的药物解决。

(4)切忌给儿童滥用药物预防疾病,如长期服用板蓝根预防感冒,或者长期服用中药调理肠胃等。

(5)使用家庭自备药物前必须看清楚药物说明书,了解其适应证、不良反应和禁忌证,按照剂量和要求服用。

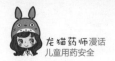

（6）儿童服药后病情未见好转或病情加重，应尽快就医，防止延误病情。

（7）保管药物应带原包装保存，包括说明书，以便下次用药时可以仔细阅读。

（8）定期（3~6个月）检查箱内药物的有效期和存放情况，确保药物不会过期变质或受到污染。

（9）注意药物的正确储存方式。

消炎药、抗生素和抗菌药

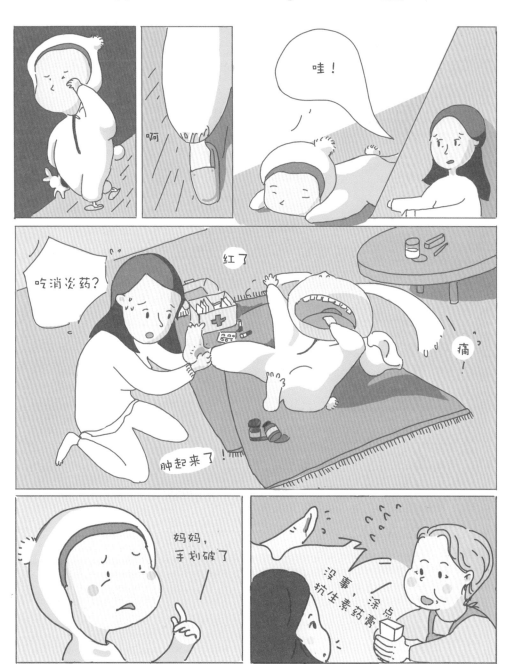

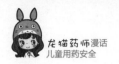

中国老百姓所说的"消炎药"，通常指抗生素或抗炎药物。那么消炎药跟抗生素有什么渊源？有何关系呢？

三者概念不同

消炎药并不是药理学意义上的药物分类项目

消炎药只是人们的一种"俗称"，消炎药在医学上一般指的是解热镇痛抗炎药，是指抑制炎症因子产生或释放的药物，通过抑制炎症因子的产生，使炎症得以减轻或至消退，同时使炎症引起的疼痛得以缓解。

它是一类具有解热、镇痛，多数还有抗炎、抗风湿作用的药物。它能够缓解、抑制炎症症状，但是并不能根除引起炎症的病因。

抗生素的来源跟微生物有关

某些微生物对另外一些微生物的生长、繁殖有抑制作用，这种现象称为"抗生"。利用抗生现象，人们从某些微生物体内找到了具有抗生作用的物质，并把这种物质称为抗生素。

严格来说，抗生素是由某些微生物（包括细菌、放线菌属、真菌等）在生命活动过程中产生的，对某些其他病原微生物具有抑制或杀灭作用的一类物质，比如大家熟知的青霉菌产生的青霉素。

抗菌药不止来自微生物，还有人工合成的

抗菌药是指一类对微生物有抑制或杀灭作用的药物，除一部分来自于自然界某种微生物产生的抗生素外，还包括人工合成的抗菌药，如磺胺类药物、喹诺酮类药物等。

三者作用不同

消炎药用于消除炎症

发炎的部位常出现红（局部充血）、肿（组织肿胀）、热（炎区温度升高）、痛（疼痛）及功能障碍（器官组织的功能下降）等症状。引起炎症的原因较多，如高温、射线、强酸、强碱、细菌、病毒等。

抗生素、抗菌药用于杀灭引起炎症的微生物

我们所用的抗生素、抗菌药不是直接针对炎症来发挥作用的，而是针对引起炎症的各类病原菌，它们对病原菌具有抑制或者杀灭作用。

常见药物举例

常用消炎药

消炎药主要有非甾体类和甾体类。

非甾体类抗炎药，包括我们熟悉的阿司匹林、布洛芬、对乙酰氨基酚等；它们参与机体的炎症调节，减轻疼痛。

另一类是甾体类抗炎药，如糖皮质激素及其人工合成的衍生物，代表性的是泼尼松和地塞米松。糖皮质激素在非甾体类抗炎药无效或不能耐受的情况下应用，糖皮质激素的服药和停药都要遵循医嘱，而且停药须经过逐渐减量的过程，否则可能会引起停药反应。

常用抗生素

青霉素类，如青霉素、阿莫西林、哌拉西林、氨苄西林等。

头孢菌素类，如头孢克洛、头孢拉定、头孢呋辛、头孢他啶等。

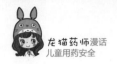

大环内酯类，如红霉素、罗红霉素、阿奇霉素、乙酰螺旋霉素等。

氨基糖苷类，如链霉素、庆大霉素、阿米卡星等。

四环素类，如四环素、土霉素、多西环素等。

氯霉素类，如氯霉素等。

常用抗菌药

抗菌药包括抗生素、人工合成抗菌药、抗真菌药。

人工合成抗菌药常用的有以下几种：

喹诺酮类，如诺氟沙星、环丙沙星、左氧氟沙星等。

磺胺类，如磺胺甲噁唑等。

硝基咪唑类，如甲硝唑等。

抗真菌药，如氟康唑、伊曲康唑等。

消炎药与抗生素、抗菌药

它们产生效果的机制不同，不良反应、疗效等也不尽相同。

（1）消炎药一般多用于非感染性的炎症，抗生素多用于感染性炎症。

（2）抗生素、抗菌药不是直接针对炎症发挥作用，而是直接针对引起炎症的各类微生物，消炎药是针对炎症症状发挥作用。

抗菌药与抗生素

抗菌药对微生物有抑制或杀灭作用，从抗菌药的分类可以很明显地看出，抗菌药包含抗生素，还含有其他各种人工合成的抗菌药物。可见，抗菌药是个大概念，抗生素是个小概念。

上呼吸道感染用哪一种药？

（1）常见的上呼吸道感染大多是病毒感染引起的，不宜用抗生素或抗菌药。

（2）如果症状伴随发热要分情况区别对待：细菌性感染，就需要使用抗生素；病毒性感染，就可能仅需要做相应地对症处理。

（3）如果经病原学检查，结果依然尚不明确，这时可在医生指导下，考虑联合用药。特别是在发热原因不明的情况下更要注意，以免临床症状不典型和病原菌不易被检出，延误正确诊断与治疗。

可见，消炎药和抗生素、抗菌药是彼此不同的药物，必须要把它们区分清楚，不可随意盲目用药。如果滥用药物，对消炎药来说，可能造成人体对药物的耐受性；对抗生素、抗菌药来说，可能导致细菌的耐药性。

青霉素的故事

青霉素，是大家很熟悉的一种抗生素，小小的青霉素是人类抗感染历史上的里程碑。

在青霉素发现之前，大量的人因感染性疾病无药可救，悲惨离世。直到 1928 年，一名叫弗莱明的英国细菌学家发现了一种绿色霉菌，这个伟大的发现过程就像掉在牛顿头上的苹果那样偶然。

在弗莱明实验室里一排排的架子上，整整齐齐排列着很多玻璃培养器皿，上面分别贴着标签写着各种细菌的名称，弗莱明的工作是寻找一种能够"制服"细菌的方法。

弗莱明观察到贴有葡萄球菌标签的培养器皿里，所盛放的培养基发了霉，长出一团青色的霉花。弗莱明在仔细观察之后，惊奇地发现：在青色霉菌的周围，有一小圈空白的区域，原来生长的葡萄球菌消失了。弗莱明猜想这种青霉菌有可能是葡萄球菌的克星。随后弗莱明进行了一系列的实验，最后发现，这种青霉菌可以杀死葡萄球菌、白喉菌、肺炎菌、炭疽菌、

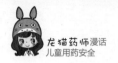

链球菌。

1929年8月，弗莱明把他的发现写成论文发表，他把这种青霉菌分泌的杀菌物质称为青霉素。倘或当时弗莱明就此把这个培养器皿扔掉的话，也许人类发现青霉素的时间将往后推延了。

然而，从科学发现到真正应用还需要漫长的时间。最初为了获取救活一个患者所需的青霉素，科学家们首先要研制几十吨的培养液，然后进行提取，产量小，十分珍贵。

1941年，一个叫佛罗理的医生清醒地意识到，要使青霉素广泛地用于临床治疗，必须改进设备，进行大规模生产。经过与美国科学家的共同努力，终于制成了以玉米汁为培养基，在24℃的温度下进行生产的设备。用它提炼出的青霉素纯度高、产量大，从而很快开始了在临床上的广泛应用，一些感染性疾病的死亡率大大下降，挽救了无数人的生命。

当时正值第二次世界大战期间，青霉素的大量生产，拯救了千百万伤病员的生命，成为第二次世界大战中与原子弹、雷达并列的三大发明之一。

1945年，诺贝尔基金会为了表彰弗莱明、佛罗理和钱恩三人在青霉素的发现和应用方面所做出的杰出贡献，将当年的诺贝尔生理学及医学奖颁发给了他们。

感冒药和解热药

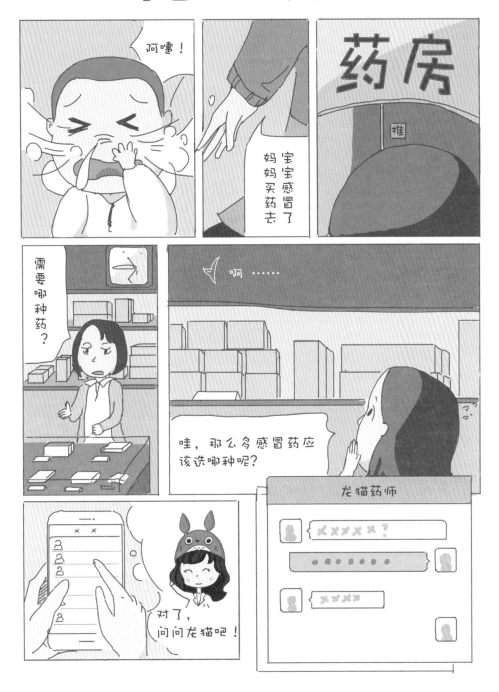

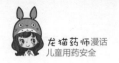
上呼吸道感染是儿科最常见的疾病，家长们对于感冒药、解热药的选择格外关心和重视。

感冒药

面对琳琅满目的感冒药，您是不是觉得很困惑呢？事实上，针对不同的症状，不同的感冒药各有优势，遵医嘱，正确科学地选用药物很有讲究。如果家长了解药物的基础知识，总结出相应的规律，再复杂的药物说明书家长也能看明白了。感冒症状主要分为四类，而常用的感冒药的主要成分也是四类，刚好对症缓解相应症状。

感冒药的四种成分

虽然都是感冒药，不同的感冒药所含有的成分和种类不同。

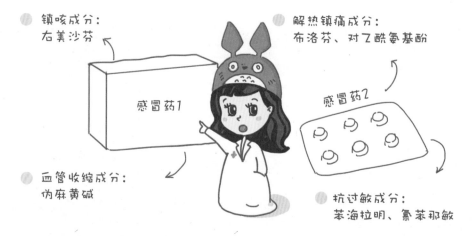

1. 镇咳成分：右美沙芬

作用原理：抑制咳嗽中枢而产生镇咳作用。

疗效：上呼吸道感染还常会出现咽痒、咳嗽等症状，右美沙芬是感冒药里常用的镇咳成分。

2. 解热镇痛成分：布洛芬、对乙酰氨基酚

作用原理：前列腺素能诱发炎症，促进局部血管扩张，毛细血管通透性增加，引起红、肿、痛、热等症状。布洛芬、对乙酰氨基酚能抑制前列腺素的合成从而达到解热镇痛的效果。

疗效：解热、缓解头痛、肌肉酸痛，布洛芬同时还有抗炎的效果。

3. 血管收缩成分：伪麻黄碱

作用原理：收缩上呼吸道血管，消除鼻咽部黏膜充血。

疗效：减轻鼻窦、鼻腔黏膜血管充血，缓解鼻塞等症状。

4. 抗过敏成分：苯海拉明、氯苯那敏

作用原理：与组织中释放出来的组胺物质去竞争受体，从而阻止过敏反应的发作。

疗效：消除或减轻感冒所致的流泪、流涕、喷嚏等过敏症状。

感冒药的用药建议

有时患上呼吸道感染时并不都会出现上述所有症状，医生诊断后会根据孩子所出现的症状对症选药。

1. 单纯发热或伴有头痛、肌肉酸痛

有些孩子只有发热症状，医生会选择含布洛芬、对乙酰氨基酚成分的感冒药，如果孩子同时伴有头痛和肌肉酸痛，这两种药物同样有效。

2. 鼻塞、打喷嚏、流鼻涕

这些症状由鼻腔黏膜充血或过敏引起，可以选择含有伪麻黄碱和抗过

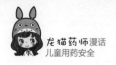

敏成分的药物。

3. 不发热但咳嗽

含镇咳成分的药物就可以了，如果孩子没发热，医生不会选用含有解热镇痛的感冒药。

4. 出现所有症状

医生会开酚麻美敏、氨麻苯美等"全能药"，但要注意的是含有氯苯那敏或苯海拉明的感冒药会让孩子嗜睡。

避开感冒用药两大误区

误区一：感冒就服抗生素！

许多家长将抗生素当成万能药。请记住，抗生素主要是针对细菌感染的疾病，而上呼吸道感染 90% 是由病毒引起，抗生素对病毒无效。服用抗生素，不但起不了治疗作用，可能还会增加孩子身体诸多不良反应和耐药情况。即使发生细菌感染，也必须在医生的指导下使用抗生素，家长绝对不能自行使用抗生素。

误区二：多种感冒药一起用，好得快！

宝宝生病，家长看在眼里，急在心里，为了尽快控制孩子的病情，一些家长有可能同时给孩子服用两种或两种以上药物。要知道，很多感冒药的成分都不是单一的，大多是含有几类药物成分的复方制剂，重复用药会导致某种药物成分超剂量使用，对宝宝的肝肾功能造成损伤。家长切忌盲目胡乱给孩子服用多种感冒药。

解热药

解热药也是儿童家庭小药箱的常备药物。使用解热药时，家长一定要知道解热药也是有使用指征的。

什么时候需要用解热药?

（1）当宝宝因发热感到不舒服和烦躁时，需要使用解热药。如果孩子体温虽超过 38.5℃，但精神状态良好，可以先观察病情。

（2）当体温低于 38.5℃，医生一般不会建议家长使用药物降温，但体温也不是唯一的判断标准。如果孩子的体温低于 38.5℃，但他烦躁哭闹、精神状态不佳，还是应使用解热药帮助降低孩子的体温。

使用解热药的目的

由于婴幼儿体温调节功能较差，如果体温过高不及时给予降温，会对身体器官造成损伤，一些幼儿还可能出现热性抽搐，严重的甚至可能危及生命，因此儿童发热是需要及时处理的。

解热药的作用是缓解发热给宝宝带来的身体不适，以便宝宝能正常饮食和睡觉，为对抗疾病保持足够的体力。

解热药的作用原理

布洛芬、对乙酰氨基酚的化学结构不同，但都是通过抑制前列腺素的合成，发挥其解热、镇痛、抗炎作用。前列腺素是体内致炎、致热、致敏的物质。

解热作用：通过抑制中枢前列腺素的合成发挥解热作用，能使患者体温下降，而对正常体温没有影响。解热药仅是对症治疗，体内药物消除后体温将会再度升高，仅在中、高发热时使用。

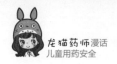
镇痛作用：通过抑制外周前列腺素的合成，阻止致痛物质的形成和释放，产生中等程度的镇痛作用。镇痛作用部位主要在外周，对各种创伤引起的剧烈疼痛和内脏平滑肌绞痛无效。对慢性疼痛如头痛、关节肌肉疼痛、牙痛等效果较好。

抗炎作用：通过抑制前列腺素的合成，抑制白细胞的聚集等作用发挥抗炎作用，对控制风湿和类风湿关节炎的症状疗效肯定。

解热药的用药建议

（1）解热药降低发热孩子的体温属于对症治疗，但有时也会因为用药掩盖了其真实的症状而影响医生的诊断，对诊断不明的儿童应该谨慎使用。

（2）选择药物时，医生会根据宝宝的月龄等情况选择毒性低、不良反应少、婴幼儿容易接受的剂型，不推荐儿童使用针剂；目前认为儿童退热最安全的药物是布洛芬和对乙酰氨基酚。

（3）儿童应该避免长期使用解热药，疗程不应大于1周；如果用药后1周病情还没有改善，一定要带孩子去医院就诊查明原因。

孩子发热时，何时联系医生？

有如下情况，请立即联系儿科医生

- 看起来病蔫蔫的，尤其是昏昏欲睡，或者烦躁不安。
- 曾经在一个非常热的地方呆过，比如密闭的车厢。
- 有其他的症状如脖子发僵、严重头疼、严重喉咙疼、严重耳朵疼。
- 无法解释的皮疹，以及反复呕吐、腹泻。
- 曾经有过热性抽搐。
- 3月龄以下婴儿，体温高于38℃。
- 体温高于40℃。

有如下情况，亦需要联系医生

- 体温下降后，孩子仍然显得病恹恹的。

- 孩子的情况看起来越来越糟糕。

- 2 岁以下的孩子，发热时间超过 24 小时。

- 2 岁及 2 岁以上的孩子，发热时间超过 72 小时。

关于热性惊厥

有些幼儿在高热情况下会出现惊厥，主要表现为突然发生全身或局部肌群的强直性或阵挛性抽搐，双眼球凝视、斜视、发直或上翻，伴随意识丧失。各年龄期（除新生儿期）儿童均可发生，以 6 个月至 4 岁多见。

如果出现此类情况，请将孩子移至安全的地方避免受伤，可以让孩子平卧在地板或床上，把孩子的头侧向一边，以防误吸，松开孩子的衣领或任何影响呼吸通畅的衣物。不要将任何东西放入孩子的口中，立即联系救护车前往医院。如果还有发热的话，不要将孩子包裹太严。

祛痰药和镇咳药

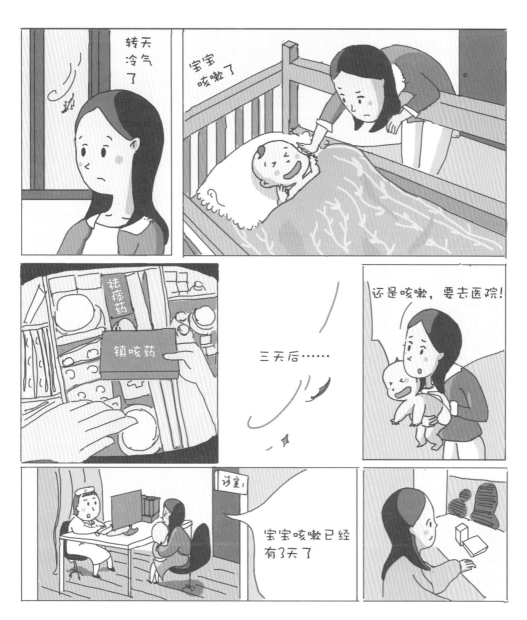

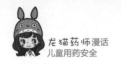
人们习惯性地将祛痰和镇咳联系在一起，其实咳嗽有不同的类型，如干咳无痰型不需要祛痰，痰湿咳不仅要镇咳还要祛痰。宝宝到底是需要祛痰，还是需要镇咳，或两者兼要？正确选择祛痰药和镇咳药，大有讲究。

祛痰药

能够溶解、稀释、排出痰液。帮助身体轻松地将积聚在呼吸道中的痰液咳出，随着呼吸道恢复通畅，咳嗽也得到有效缓解。

祛痰药根据作用方式不同可以分为以下几类（表1-2）：

表1-2 祛痰药的分类

分 类	作 用 机 制	代 表 药 物
恶心性祛痰药	口服后刺激胃黏膜，引起轻微恶心，反射性促进支气管分泌增加，使痰液变稀，易于咳出	氯化铵、愈创甘油醚、碘化钾、桔梗等
刺激性祛痰药	一些挥发性物质，其蒸气可刺激呼吸道黏膜，增加腺体分泌，使痰液稀释，易于咳出	桉叶油、安息香酊等
黏液溶解剂	可分解痰液的黏性成分，使稠厚的痰液溶解，使痰黏度降低而易于咳出	乙酰半胱氨酸等
黏液调节液	主要作用于产生黏液的细胞，促使其分泌黏度低的分泌物，使呼吸道分泌的流变性恢复正常，痰液由黏变稀而易于咳出	溴己新、氨溴索等

常用口服祛痰药物

1. 氯化铵

儿童常规剂量：每日40~60 mg/kg，分4次口服给药，饭后服用，2岁以下须遵医嘱。

常见不良反应：主要包括恶心、呕吐、胃痛等胃黏膜刺激症状。肝肾功能不全者及消化性溃疡患儿慎用，可引起镰状细胞贫血患儿缺氧。代谢性酸中毒、尿毒症患儿忌用。

2. 愈创甘油醚

儿童常规剂量：2 岁以下须遵医嘱；2~6 岁，0.05~0.1 g/ 次，6~12 岁，0.1~0.2 g/ 次；每日 2~3 次，口服给药，饭后服药。

常见不良反应：主要有恶心、胃部不适、头晕、嗜睡等反应，对该药过敏者、肺出血患儿、急性胃肠炎患儿、肾炎及肾功能减退患儿禁用。

3. 乙酰半胱氨酸（喷雾吸入）

儿童常规剂量：非急救情况下，以 10% 溶液喷雾吸入，每次 1~3 ml，每日 2~3 次；急救情况下请赶紧送往医院，专业人员会经气管插管或直接滴入气管给药。

4. 溴己新

儿童常规剂量：5 岁及以下，每次 4 mg，每日 2 次；5 岁及以上，每次 4 mg，每日 3~4 次；口服给药。

常见不良反应：轻微不良反应主要有胃部不适、恶心、腹痛、腹泻等胃肠道反应，以及头痛、头晕等，经减量或停药后可消失；严重不良反应有皮疹、遗尿等；消化性溃疡患儿慎用。

5. 氨溴索（口服溶液）

儿童常规剂量：5 岁及以下，每次 7.5 mg；5~12 岁，每次 15 mg；12 岁及以上，每次 30 mg；每日 2~3 次，饭后服用，长期服用者可减为每日 2 次。

常见不良反应：上腹部不适、食欲不振、腹泻，偶见皮疹，应避免同时服用强效镇咳药物。

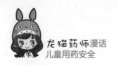

常见不良反应：一般为呛咳、支气管痉挛、恶心、呕吐、胃炎、皮疹等，一般减量后可缓解；糖尿病患儿、婴幼儿慎用；支气管哮喘、严重呼吸道阻塞患儿禁用；应避免同时服用强效镇咳药物。

祛痰药的用药建议

应先带宝宝去医院查明咳嗽、咳痰的原因，医生会根据孩子咳嗽的时间、咳嗽声音和痰液的情况，有针对性地选择祛痰药。如果是母乳喂养的宝宝，不建议选择糖浆剂型，药物中的糖分有可能影响婴儿吃母乳。祛痰药物的不良反应可导致婴幼儿呕吐、恶心，所以用量不宜过大，避免因呕吐导致电解质紊乱，加重症状。

镇咳药

根据作用部位不同，镇咳药可以分为以下两大类：中枢性镇咳药和周围性镇咳药（表1-3）。

表1-3　镇咳药的分类

分　类	作　用　机　制	代　表　药　物
中枢性镇咳药	直接抑制延髓咳嗽中心，产生镇咳作用。多用于无痰的干咳	右美沙芬、福尔可定等
周围性镇咳药	抑制咳嗽反射的任何一个环节而达到止咳的效果	甘草流浸膏等

常用口服镇咳药物

1.右美沙芬

目前使用最广泛的治疗上呼吸道感染导致的急性咳嗽的镇咳药物之一,常规治疗剂量不抑制呼吸,长期服用无成瘾性。右美沙芬如果组方合理、小剂量用药,作为镇咳药物是安全的。右美沙芬主要用于治疗刺激性干咳和频繁、剧烈的咳嗽，不推荐用于慢性或伴有大量分泌物的咳嗽。

儿童常规剂量：2 岁及 2 岁以下，须遵医嘱服用；2~6 岁，每次 2.5~5 mg，每日 3~4 次；6 岁以上到 12 岁，每次 5~10 mg，每日 3~4 次。

常见不良反应：头晕和胃肠道紊乱，高剂量右美沙芬可导致中枢神经系统抑制，注意不要滥用右美沙芬。

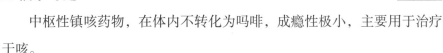

2. 福尔可定

中枢性镇咳药物，在体内不转化为吗啡，成瘾性极小，主要用于治疗干咳。

儿童常规剂量：6 个月至 2 岁，每次 2.5 mg；2~6 岁，每次 5 mg；6 岁及以上，每次 10 mg；每日 3 次。

常见不良反应：不良反应比较少，主要为头晕和胃肠道紊乱，偶见便秘、嗜睡、兴奋等。

镇咳药的用药建议

镇咳药只能起到短暂缓解症状的作用，轻度咳嗽无需进行镇咳治疗。儿童一般少用镇咳药物，多痰或肺淤血患儿应禁用。对于少数剧烈或频繁咳嗽影响休息和睡眠的患儿，可适当给予镇咳治疗，但必须严格控制，谨慎使用。儿童禁用有成瘾性成分的中枢镇咳药物，如部分镇咳药含有可待因成分。儿童服用镇咳药 3~7 日效果不明显的情况下，应该做进一步医学检查寻找原因。

编者注：本章药物使用剂量数据引自《儿童呼吸安全用药专家共识》。不同厂家不同药物使用剂量会稍有差异，服用前家长请详细阅读药物说明书。

滴耳剂、滴眼剂和滴鼻剂

Tips：
开始前和结束后，
使用肥皂和消毒液彻底清洗双手。

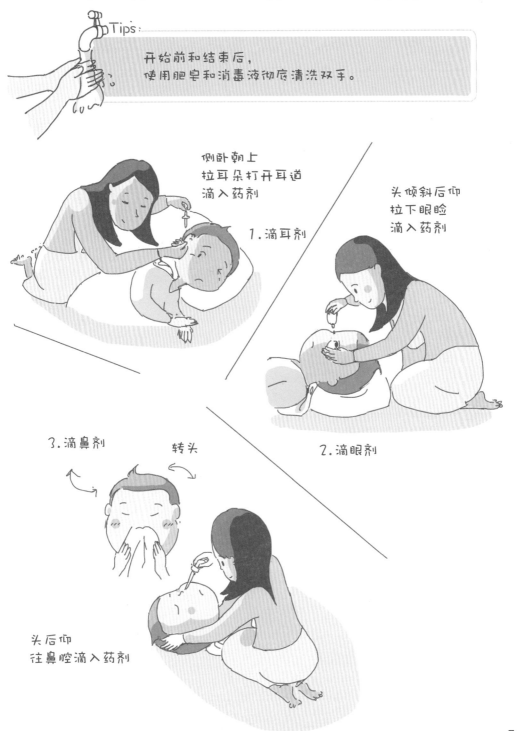

侧卧朝上
拉耳朵打开耳道
滴入药剂

1.滴耳剂

头倾斜后仰
拉下眼睑
滴入药剂

3.滴鼻剂　　转头

2.滴眼剂

头后仰
往鼻腔滴入药剂

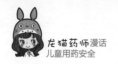
当孩子发生中耳炎、结膜炎、鼻窦炎等局部感染时，就需要用到滴耳剂、滴眼剂、滴鼻剂等局部用药的滴剂型药物。它们看上去外形相似，到底有什么不同的使用技巧呢？

滴耳剂

滴耳剂用药技巧

给药者清洗双手，查对药物品种、用量、用药时间。将药瓶握在手中数分钟，使药液温度接近体温，药液太凉比较刺激，孩子会感觉不舒服。让宝宝采取侧卧位，把宝宝的头部稍微倾斜或歪向一边，外耳道口朝上，轻轻拉下耳垂，使耳道暴露，按指定的滴数，将药液滴进耳内。5分钟左右换另一只耳朵，滴药后用棉球塞住外耳道。

滴眼剂和眼膏

滴眼剂用药技巧

给药者清洗双手，查对药物品种、用量、用药时间。如果滴管口需要开口请用消毒剪刀剪开瓶口。让宝宝采取舒适的坐位或仰卧位。将头后仰，眼向上望，轻轻把下眼睑拉开成"袋状"，将药液滴入眼睛，切勿让滴管开口接触到眼球或眼睑。然后轻轻拉下眼睑，闭眼休息1~2分钟，注意不要闭得太紧。用手指轻轻按压眼内眦（内眼角处）半分钟左右，使药物充分接触眼睛，可以用药棉或纸巾擦去流出眼外的药液。溢出的眼药是多余的药物，所以没必要追加给药。若同时使用几种滴眼液，不同药液使用的间隔时间不少于5分钟。

眼膏用药技巧

给药者清洗双手，查对药物品种、用量、用药时间。如果眼膏需要开口请用消毒剪刀剪开瓶口。让宝宝采取舒适的坐位或仰卧位，将头后仰，眼向上望，轻轻把下眼睑拉开成"袋状"，将所需药量挤到消毒棉棒的前端，用手指轻轻拨开宝宝的下眼睑，将药物点入眼睛。切勿让膏体开口接触到眼球或眼睑。然后轻轻拉下眼睑，闭眼休息 1~2 分钟。药物会慢慢溶化，没必要过多涂抹。溢出的眼药是多余的药物，所以没必要追加给药。

滴眼剂和眼膏同时用药技巧

如果医生给宝宝开的眼用制剂有滴眼剂又有眼膏，使用的顺序应该先用滴眼剂，后用眼膏；如果有多种滴眼剂，彼此之间在使用的时候至少要间隔 5~15 分钟；如果是滴眼剂和眼膏两个前后使用的话，间隔时间为 10~20 分钟；如果医生开了成分相同的滴眼剂和眼膏，白天使用滴眼剂，晚上使用眼膏。

滴鼻剂

滴鼻剂用药技巧

给药者清洗双手，查对药物品种、用量、用药时间。在使用滴鼻剂之前，应先给宝宝清洁鼻腔。如果滴鼻剂需要开口请用消毒剪刀剪开瓶口。让宝宝采取舒适的坐位或仰卧位，头尽量往后仰，将滴管对准鼻孔，依照医生指定的滴数，将药液滴入鼻孔内。切勿让滴管开口接触到鼻孔。滴药后用手指轻轻捏几下鼻翼，使药物分布鼻腔，保持滴药姿势 2 分钟。

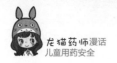

如何正确使用滴耳剂

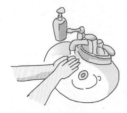

❶ 使用肥皂和消毒液彻底清洗双手。

❷ 使用潮湿的毛巾清洁耳朵，然后将耳朵擦干。

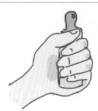

❸ 将药瓶握在手掌心数分钟，使滴耳剂的温度接近体温。

❹ 如果滴耳剂混悬分布不均匀，摇动瓶子10秒使药液混合均匀。握住药瓶，滴管头向下，将药液吸入滴管中。

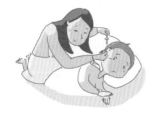

❺ 将耳朵倾斜朝上或让孩子侧面躺下，向后上方拉耳朵（如果3岁以下儿童用药，向后下方拉耳朵），以打开耳道。

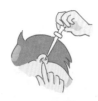

❻ 将正确剂量的滴耳剂滴入耳朵，轻轻按压耳屏，帮助滴耳剂顺利流入耳道。

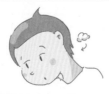

❼ 保持耳朵倾斜向上数分钟或向耳朵中塞入一块软棉花。

如何正确使用滴鼻剂

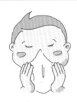

① 轻轻地捏住鼻子，让宝宝排出鼻涕。

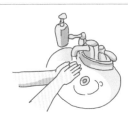

② 使用肥皂和消毒液彻底清洗双手。

③ 检查滴管头，确保没有缺口和开裂。

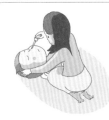

④ 避免滴管头碰到孩子干净的鼻子。

⑤ 头尽可能往后仰；或者平躺（如在床上），让孩子将头伸向床边缘外。

⑥ 将正确剂量的滴鼻剂滴入鼻腔中。

⑦ 让孩子坐起，头往膝盖方向往前倾，轻轻地左右摇头。

⑧ 保持这个姿势数分钟。

⑨ 用温水清洁滴管头，立刻盖上瓶盖。

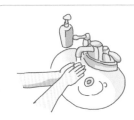

⑩ 清洗双手，洗掉药物。

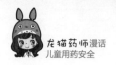
如何正确使用滴眼剂

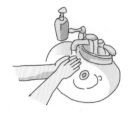

❶ 使用肥皂和消毒液彻底清洗双手。

❷ 检查滴管头，确保没有缺口和开裂。

❸ 避免滴管头碰到眼睛或其他任何地方，必须保持干净。

❹ 让宝宝头部往后仰，家长示指向下拉孩子眼睛的下眼睑，形成"眼袋"。

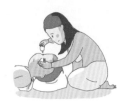

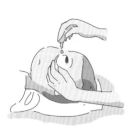

❺ 家长用另外一只手握住滴管（滴管头向下），滴管头尽可能靠近眼睛，但不碰到眼睛。

❻ 吸引宝宝眼睛朝上看，轻轻挤压滴管，将正确剂量的滴眼液滴入下眼睑的眼袋中，家长将示指从下眼睑部位移开。

❼ 家长用一个手指轻轻按压泪管。

❽ 用纸巾擦去宝宝脸部多余的液体。

❾ 假如需要再滴入另外一种眼药水，至少需要等5分钟以上。

如何正确使用眼膏

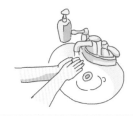

① 使用肥皂和消毒液彻底清洗双手。

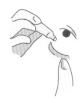

② 让宝宝头部稍稍后仰，家长示指向下拉孩子眼睛的下眼睑，形成"眼袋"。

③ 拇指和示指握住药膏，药膏尽可能靠近眼睛，但不要触碰到眼睛。

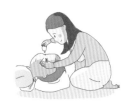

④ 将正确的药膏或凝胶挤入下眼睑的"眼袋"中，家长将下眼睑上的示指移开。

⑤ 轻轻眨眼睛，然后闭眼1~2分钟。

⑥ 用纸巾擦掉宝宝眼睑和睫毛上多余的药膏或凝胶；另取纸巾擦干净软管头。

滴耳剂、滴眼剂、滴鼻剂的用药建议

（1）滴耳剂、滴眼剂、滴鼻剂的药瓶相似，使用前要核对药物和使用的部位，否则药物起不到相应的效果。

（2）当宝宝哭泣、吵闹时不建议给药，因为眼泪会冲出眼里的药物，鼻涕也会冲出鼻腔里的药物。

（3）滴耳剂、滴眼剂、滴鼻剂的药瓶、药膏开封后一般只能保存 1~2 个月，请尽快使用；开封后再次使用时，注意药物形态，有无不正常沉淀、浑浊、霉变等，如不确定，请弃用。

泻药和止泻药

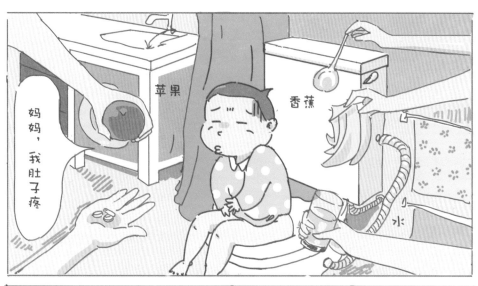

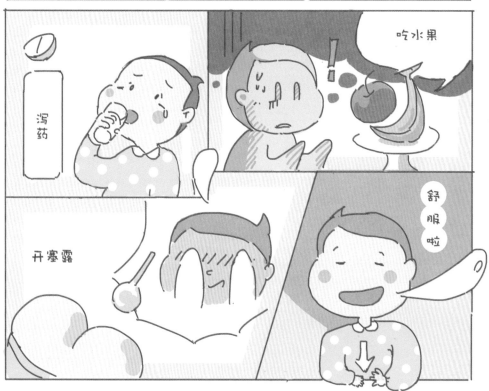

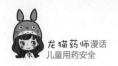
儿童胃肠道功能发育不完善，容易发生便秘和腹泻的情况。除了给予适当的饮食和护理，常常还需要选择合适的泻药和止泻药。

泻药

泻药，俗称"通便药"，是能增加肠内水分，促进肠蠕动，软化粪便或润滑肠道促进排便的药物（表1-4）。

表1-4　泻药的分类

分　类	作　用　机　制	代　表　药　物
润滑性泻药	通过局部润滑并软化粪便而发挥作用	开塞露
渗透性泻药	在肠道内吸水，肠腔内压力变大，促进蠕动，粪便变稀而量增多	乳果糖
刺激性泻药	泻药及其在人体内代谢产物直接刺激肠壁，使肠蠕动加强，从而促进粪便排出	酚酞
容积性泻药	在肠道内吸收水分，膨胀以增加粪便的容积	硫酸镁

常用泻药

1. 开塞露

儿童常规剂量：儿童每次 10 ml；12 岁以上每次 20 ml。

常见不良反应：不良反应较少，不宜长期使用，避免形成药物依赖。

2. 乳果糖

表1-5 乳果糖儿童常规剂量

起 始 剂 量	维 持 剂 量
婴　　儿：5 ml／d	婴　　儿：5 ml／d
1~6岁：5~10 ml／d	1~6岁：5~10 ml／d
7~12岁：15 ml／d	7~12岁：10~15 ml／d

常见不良反应：本品不良反应的情况较少见，主要有以下几种：①正常用量也可引起腹胀，打嗝或者腹部不适；②过量服用可引起腹泻；③长期服用易发生电解质紊乱。

3. 酚酞

儿童常规剂量：2~5岁，每次15~20 mg，每日1次；6岁及以上，每次25~50 mg，每日1次；婴儿禁用，幼儿慎用。

常见不良反应：偶见皮疹、药疹、瘙痒、灼痛及肠炎、出血倾向等，长期服用可使血糖升高、血钾降低，并引起对药物的依赖性。

泻药的用药建议

治疗便秘,尤其是习惯性便秘,首先应从饮食调节、养成定时排便习惯入手,多吃蔬菜、水果常常能收到比较好的效果。不同的情况选用不同类型的泻药,如排除毒物选用硫酸镁等盐类泻药,宝宝做粪便检查选用润滑性泻药,但当宝宝腹痛不明时,家长不能自己给孩子选用泻药。

止泻药

止泻药通过减少肠道蠕动或保护肠道免受刺激而达到止泻的效果。根

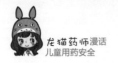

据不同的作用方式主要可以分为以下三大类（表 1-6）：

表1-6　止泻药的分类

分　类	作用机制	代表药物
阿片及其衍生物	提高胃肠张力，抑制肠蠕动，制止推动性收缩，因而减缓食物的推动速度，使水分有充分时间吸收达到止泻的效果	洛哌丁胺（商品名：易蒙停）、复方樟脑酊
吸附剂	通过药物表面的吸附能力，吸收肠道中气体、细菌、病毒、外毒素，阻止它们被肠黏膜吸收或损害肠黏膜	蒙脱石、药用炭片
收敛保护剂	药物在肠黏膜上形成保护膜，使其免受刺激	鞣酸蛋白、碱式碳酸铋

常用止泻药物

1. 蒙脱石

儿童常规剂量：1 岁及以下，3 g/d；1~2 岁，1~2 袋 / 日；2 岁及以上，每日 2~3 袋；均分 3 次服用。将蒙脱石溶于 50 ml 温水中冲服。

常见不良反应：儿童可安全服用本品，但需要注意过量服用易引起便秘。

2. 药用炭片

儿童常规剂量：1~2 片 / 次，每日 3 次；空腹服用；3 岁以下儿童禁止长期服用。

常见不良反应：可出现恶心，长期服用可出现便秘。

3. 消旋卡多曲

儿童常规剂量：小于 9 kg（患儿体重），10 mg/ 次；9~13 kg（患儿体重），20 mg/ 次；大于 13~27 kg（患儿体重），30 mg/ 次；大于 27 kg（患儿体重）：

60 mg/ 次；每日 3 次。

常见不良反应：偶见皮疹、嗜睡、便秘、恶心和腹泻等；肝肾功能不全儿童禁用；不能摄入果糖，对葡萄糖或半乳糖吸收不良，缺少蔗糖酶、麦芽糖酶的患儿禁用。

止泻药的用药建议

止泻药一般用于急性腹泻的对症治疗，不要长期使用，服用过量可引起腹胀、便秘。止泻只是一种对症治疗，病因治疗才是根本。如果是感染性腹泻还需要联合抗生素控制感染；如果是由于肠道黏膜炎症及溃疡导致体液渗出增加引起的腹泻，应首选益生菌制剂，通过补充肠道益生菌、恢复肠道平衡而起到调节胃肠道的功能及止泻作用。

抗过敏药和激素类药

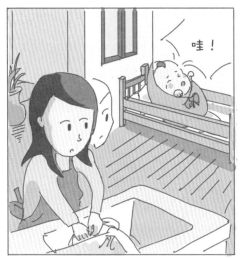

哇！

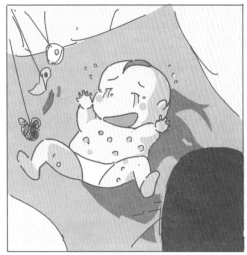

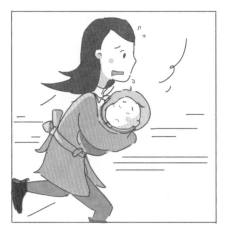

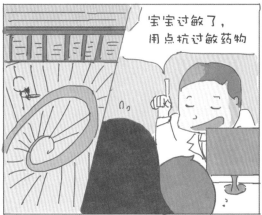

宝宝过敏了，
用点抗过敏药物

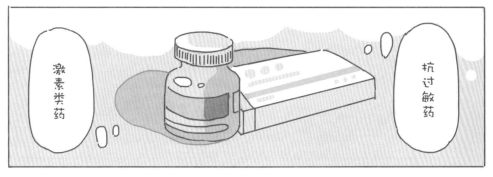

激素类药

抗过敏药

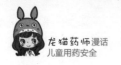

当孩子接触到过敏原时，机体会发生免疫反应，产生过敏现象，这时候就需要用抗过敏的药物。当过敏反应严重时，甚至要用激素类药物。

抗过敏药

过敏性支气管炎、过敏性鼻炎、皮肤过敏等症状是目前婴幼儿高发的疾病，当医生临床确诊了孩子患有过敏性疾病时会使用一些抗过敏药物。临床上通常将抗过敏药物分为抗组胺类和非抗组胺类两大类抗过敏药物（表1–7）。

表1–7　抗过敏药的分类

分　类	作　用　机　制	代　表　药　物
抗组胺类	选择性地阻断外周组胺受体从而阻止过敏反应的发作	苯海拉明、异丙嗪、西替利嗪、氯雷他定、依巴斯汀
非抗组胺类	包括抗白三烯药物和肥大细胞膜稳定剂	孟鲁司特钠、酮替芬

常用抗过敏药物

1. 苯海拉明

儿童常规剂量：每日 1~2 mg/kg，分 3 次服用，口服。新生儿、早产儿禁用，重症肌无力、闭角型青光眼等患儿禁用。

常见不良反应：常见头晕、恶心、呕吐、食欲缺乏、嗜睡，偶见皮疹、粒细胞减少。

2. 氯雷他定糖浆剂（商品名：开瑞坦）

儿童常规剂量：2~12 岁，小于 30 kg（患儿体重），5 ml/次；大于或等于 30 kg（患儿体重）：10 ml/次；均为每日 1 次。

12 岁及以上儿童及成人，10 ml/ 次，每日 1 次。

肝肾功能不全者应减量。

常见不良反应：乏力、头痛、嗜睡、口干、肠胃道不适、皮疹等。

3. 西替利嗪滴剂（商品名：仙特明）

儿童常规剂量：6~12 个月，0.25 ml/ 次（约 5 滴），每日 1 次；大于 1 岁至 2 岁，0.25 ml/ 次（约 5 滴），每日 2 次；大于 2 岁至 6 岁，0.25 ml/ 次（约 5 滴），每日 2 次；或 0.5 ml/ 次（约 10 滴），每日 1 次；大于 6 岁至 12 岁，0.5 ml/ 次（约 10 滴），每日 2 次。

1~2 岁儿童建议服用滴剂。

常见不良反应：头痛、头晕、嗜睡、激动不安、口干、腹部不适等。

4. 孟鲁司特钠（商品名：顺尔宁）

儿童常规剂量：孟鲁司特钠有各种剂型规格，处于不同年龄段的孩子可以选用不同的剂型规格。

孟鲁司特钠颗粒（4 mg）：适用于 1 岁以上幼儿。

孟鲁司特钠咀嚼片（4 mg、5 mg）：用于 2~14 岁儿童。

孟鲁司特钠片（10 mg）：适用于 15 岁及 15 岁以上成人。

常见不良反应：上呼吸道感染、出血倾向增加、超敏反应等（详见药物说明书）。

5. 酮替芬

儿童常规剂量：3 岁以下，0.5 mg/ 次；3 岁及以上，1 mg/ 次，每日 1~2 次。

常见不良反应：常见有嗜睡、倦息、口干、恶心等胃肠道反应；偶见头痛、头晕、迟钝及体重增加。

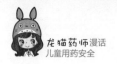

抗过敏药的用药建议

大部分的抗过敏药物有嗜睡的作用，第二代抗组胺药氯雷他定、西替利嗪虽然比第一代抗组胺药氯苯那敏、苯海拉明的嗜睡作用减弱，但还是建议睡前服用抗过敏药，不影响孩子的日常活动和学习生活。

不要长期服用同一种抗过敏药。连续服用一种抗过敏药，容易产生耐受性，药效下降，不能起到抗过敏的作用。一般在服药 3 个月后，要换一种抗过敏药继续治疗。

激素类药

"激素类药"一般情况下在没有特别指定时，是"肾上腺糖皮质激素类药物"的简称。其他激素类药物，常用其分类名称，如"雄性激素""胰岛素""生长激素"等。

糖皮质激素类药物按药效维持时间划分，可分为三大类（表 1-8）：

表1-8　激素类药的分类

分　类	作 用 时 间	代 表 药 物
短效	＜12小时	氢化可的松、醋酸可的松
中效	12~36小时	泼尼松、泼尼松龙
长效	＞36小时	地塞米松、倍他米松

儿童常规剂量

不同的症状、不同的疾病都可选择不同的激素类药物和剂量。激素类药物的使用必须在专业医生的指导下。

激素类药物药效迅速明显、应用广泛；但同时由于药理作用复杂、不良反应较多，一直以来都是倍受争议，原则上应尽量小剂量、短疗程使用。

一般医院是在严格评估用药指征后才使用激素类药，对于儿童更是谨慎。

常见不良反应

大剂量或长期应用糖皮质激素时，可引起肥胖、血糖升高、骨质疏松、伤口愈合不良等反应，儿童的某些不良反应风险会更大，可造成儿童生长迟缓。服药时要听从医生的医嘱，停药时也不能擅自停药。此类药物的停药应逐渐减量，不宜骤停，以免引发停药反应。

激素类药的用药建议

激素类药效果显著，但家长不能自主用药，如果病情确实急需，一定要在专科医生的指导下合理用药，以免造成不良后果。

长效、中效、短效不同分类的激素类药各有不同的应用情况，不存在长效比短效更有效，短效比长效更安全的绝对说法，需要根据不同人群不同疾病，选择合适的激素进行个体化用药。

编者注：本章药物使用剂量数据引自《上海儿童医学中心药物处方集》（第三版）。不同厂家的不同药物使用剂量会稍有差异，请详细阅读药物说明书。

镇静药和麻醉药

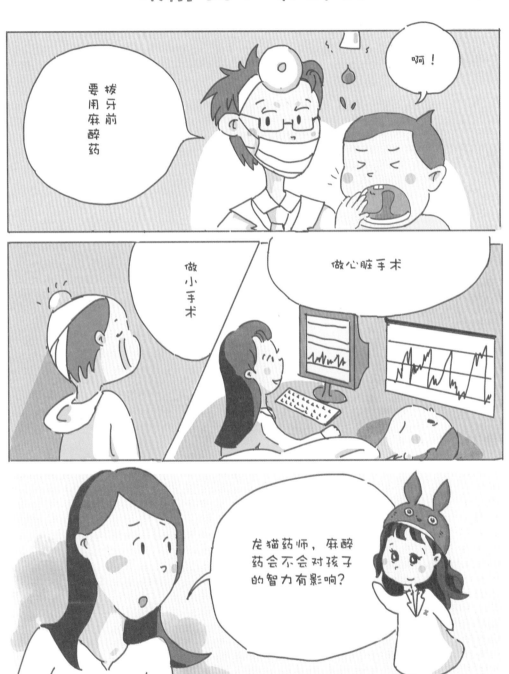

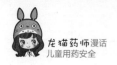

　　一些儿科临床检查和手术均需儿童在镇静和（或）麻醉下进行，如超声检查、计算机断层扫描和核磁共振成像、气管镜、胃肠镜、骨髓穿刺、深静脉穿刺、脑电图检查等。在此过程中会使用到一些镇静药和（或）麻醉药。

　　家长们可能会担心镇静药和麻醉药使用后的不良反应，是否会影响孩子的智商和记忆力。家长会询问儿科医生有没有其他的替代方案，疑虑是不是一定要用麻醉药，有些家长因为过于担心甚至因此延迟或取消孩子的手术。镇静药和麻醉药是否会影响孩子的智力和记忆力，是否有其他不良反应？

认识麻醉的必要性

　　（1）大多数孩子不能在清醒状态下配合手术，镇静和麻醉能保护患儿在手术过程中的安全。

　　（2）麻醉药物可以减轻患儿在术中和术后的疼痛，也能缓解术后血压升高、心跳加速、哭闹不休等生理性现象。

　　（3）保护孩子的心理，免受不良刺激，控制焦虑，减少心理创伤，尽量使患儿遗忘此事。

　　（4）使患儿能在安全、无痛、安静的情况下接受手术或其他医疗操作，控制其行为和活动来完成诊断与治疗。

儿童麻醉方法的分类

　　相比较成人而言，儿童镇静或麻醉的给药途径多样，包括直肠给药、鼻腔给药、静脉给药、吸入给药、皮下或肌内注射，其他还有椎管内给药、蛛网膜下腔给药等，其中静脉给药和吸入给药在小儿麻醉中更为常用（表1-9）。

表1-9　儿童麻醉方法的分类

分类	代表药物	孩子状态	优　点	缺　点
全身麻醉	芬太尼 七氟烷	睡眠状态 不能被唤醒 对疼痛刺激 无反应	患儿舒适、无痛、不紧张 诱导迅速、平稳	麻醉分期不易分辨 过程不易控制
局部麻醉	利多卡因	清醒状态 手术部位暂 时麻木	简便易行安全、恢复快， 且并发症少	孩子术中清醒， 他们会有一定的 心理阴影
复合麻醉	根据组合 选择药物		各种麻醉方法均有其优缺 点，麻醉医师常常根据需 要采用两种麻醉方法取长 补短： （1）吸入复合麻醉 （2）静脉-吸入复合麻醉 （3）全凭静脉复合麻醉 （4）局麻-全麻复合麻醉 （5）低温麻醉及神经安 定镇痛麻醉	

麻醉药对儿童智力和记忆力的影响

尽管目前的麻醉药在上市前未进行儿科临床实验，但在临床实践中每年接受麻醉和手术的患儿有数百万例之多。数十年的使用表明，其安全性类似于成人。目前也没有证据表明，孩子全身麻醉后的智力会较麻醉前下降。一些成人患者全麻后记忆力下降，无法回忆起手术时的场景，一旦药物被代谢，大脑功能即可恢复正常，麻醉过程是可逆的，可恢复的。

童年时期的不良记忆会影响患儿今后的生活，如果儿童在手术过程中没有麻醉和镇静，临床诊疗操作的疼痛记忆和痛苦经历可能会延续终身，反而造成手术后心理和意识创伤，引发心理问题，如暴力倾向、选择性遗忘等。

2007 年美国食品药品监督管理局咨询委员会总结认为"基于现有的证据，没有必要改变临床麻醉现状"；2013 年专家观点认为"就算麻醉对神经系统有那么一点点影响，如果改变患儿现有的麻醉技术或干脆不做麻醉

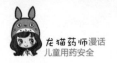
则可导致对神经系统更大的危害"。

麻醉药利大于弊

麻醉药作为一种药物肯定也存在不良反应,麻醉医师会根据孩子的个体情况,认真选择合适药物,掌握合适的药物剂量,做到安全使用。

如今小儿麻醉的常用药物都具有起效快、作用时间短、可控性好、效果佳等特点,加上麻醉理论的日臻完善、麻醉设备的日益更新和麻醉药物的日新月异,这些都为儿童麻醉的安全提供了强大的技术保障。一旦麻醉开始,麻醉医师就自始至终陪伴在孩子身边,严密观察麻醉和手术的整个过程,并利用仪器监测患儿的生命体征,及时调节麻醉深度和处理异常情况,创造良好的手术条件,保证患儿术中充分供氧和生命安全,确保手术能顺利平稳进行。

术后的疼痛可能会让孩子血压升高、心跳加速、哭闹不休、烦躁暴力,麻醉医师还能为孩子提供良好的术后镇痛,减轻和改善患儿的各种不适,使孩子顺利度过手术期。

有了现代医学的指导和麻醉医师的监护,合理选择和适当使用麻醉和镇静药物利大于弊。

护理手术患儿注意事项

(1)饱食后的患儿容易因呕吐误吸而发生呼吸道堵塞,继而引起脑缺氧,因此患儿术前4~6小时要绝对停食禁水。

(2)恶心、呕吐术后较常见,大部分随着时间推移会逐渐消退,但严重时需请医护人员及时处理;患儿呕吐时注意应协助其将头偏向一侧,将呕吐物排出体外,千万不能误吸入肺。

(3)术后烦躁的患儿,家长应注意防止患儿坠床,以免造成更大的伤害。

儿童常见病用药提醒

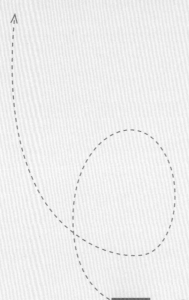

- 退热，哪种解热药是优先选择
- 咳嗽有痰，选择哪种祛痰药
- 可以安全使用的缓解儿童便秘的药物
- 儿童腹泻用药四步
- 益生菌制剂只选对的，不选贵的
- 儿童过敏性鼻炎家庭用药指导
- 哮喘宝宝居家雾化治疗方法
- 婴幼儿湿疹安全用药提示
- 正确认识抗寄生虫药

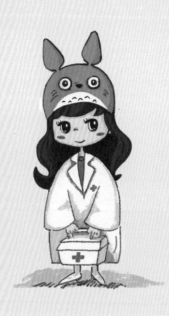

退热，哪种解热药是优先选择

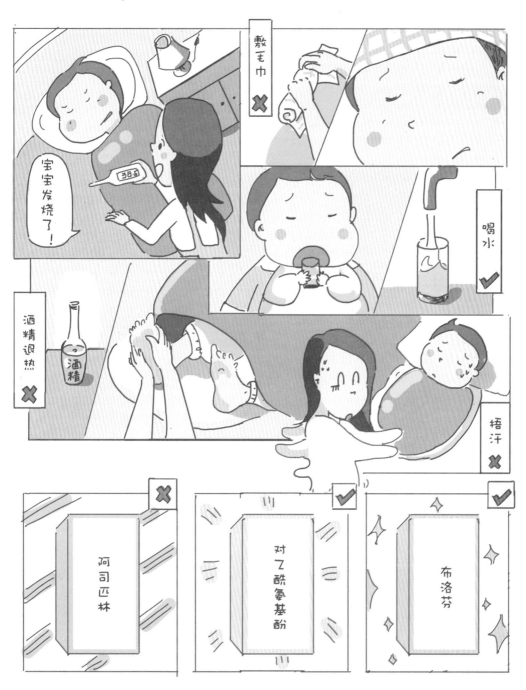

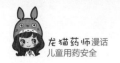
对乙酰氨基酚混悬液和布洛芬混悬液是用于儿童退热的两种常用解热药物,都是非处方药,药房都有售。针对不同月(年)龄段的孩子,不同的症状,选择的解热药是不同的。

对乙酰氨基酚

对乙酰氨基酚解热镇痛效果好,几乎没有抗炎作用。

常规剂量短时间服用对乙酰氨基酚不良反应很少,常规剂量偶然发生恶心、呕吐、出汗、腹痛等。不良反应通常与高剂量长期用药、过量用药或本身伴有肝肾功能不全有关的。如果大剂量或长时间使用,则有可能发生肝毒性。

布洛芬

根据国内外的研究,布洛芬治疗儿童高热安全、有效、持续时间长,适用于儿科临床广泛应用,但应该注意用药过量和用药次数频繁。

常规剂量使用时,不良反应较低,常见的不良反应为消化道不良反应,包括消化不良、胃烧灼感、胃痛、恶心和呕吐等。

另外要注意的是,布洛芬和阿司匹林有交叉过敏,所以对阿司匹林过敏的儿童,布洛芬也禁用(表2-1)。

表2-1 对乙酰氨基酚与布洛芬比较

通 用 名	对乙酰氨基酚	布 洛 芬
商品名	泰诺林	美林
最小年龄	3个月	6个月
退热效果	1~2℃	1~2℃,抗炎效果更强
最小服药间隔	4小时	6小时
最多服药次数	24小时内不超过4次	24小时内不超过4次

两种解热药可以交替使用吗？

家长不要自主同时给孩子服用两种解热药。同时给予两种药物，有可能造成孩子体温过低；如果一种解热药有效，中间就不需要更换药物；如果孩子热度不退，根据可以重复的时间间隔，再更换药物；孩子服用解热药后发生呕吐，建议换用栓剂。

儿童发热哪些物理降温方法不推荐

细心的读者已经发现，在章前画里，孩子发热时除了推荐喝水以外，没有推荐其他的物理降温方法。根据《中国0~5岁儿童病因不明急性发热诊断和处理若干问题循证指南》，以及2013年5月英国出版的《Nice儿童发热指南（5岁以下）》，物理降温（包括温水擦浴或者冰敷、酒精擦身等）不再推荐应用。

温水擦浴虽有助于体温下降，却会增加孩子的体感不适，所以建议不用；冰敷并不能降温，还会引起寒战等新的不适，也不推荐；同样酒精擦浴也会引发很多问题也不推荐使用。

阿司匹林不用于儿童退热

有些家庭备有阿司匹林，虽然它的解热镇痛效果强而迅速，但是阿司匹林除了常见的不良反应以外，还有特异性的水杨酸过敏反应，这是严重或致死性的不良反应。儿童患水痘和流行性感冒时选用阿司匹林有可能引发瑞氏综合征，造成白细胞、血小板降低。

鉴于阿司匹林对儿童的不良反应，很多国家撤销了阿司匹林儿童剂型。世界卫生组织也建议，急性呼吸道感染引起发热的儿童不应使用阿司匹林退热，其用途仅限于儿童风湿热、幼儿关节炎和川崎病。我国推荐的非典型肺炎（SARS）治疗方案中也有规定：发热儿童禁用阿司匹林。

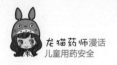
容易混淆的泰诺和泰诺林

在日常生活中，有些药物的通用名不同，但是商品名却很相似，常常让家长弄不清楚。用于治疗感冒的酚麻美敏（商品名：泰诺）和用于解热的对乙酰氨基酚（商品名：泰诺林）是最容易让家长弄混的（表2-2）。

表2-2　酚麻美敏与对乙酰氨基酚比较

通 用 名	酚麻美敏	对乙酰氨基酚
商品名	泰诺	泰诺林
成分	对乙酰氨基酚 右美沙芬 伪麻黄碱 氯苯那敏	对乙酰氨基酚
药物效果	解热 镇咳 缓解鼻塞 缓解过敏症状	解热
单/复方	复方制剂	单方制剂
药物分类	有解热作用的感冒药	解热药
适用年龄	2岁以下小儿慎用	1岁以下儿童需在医生指导下使用

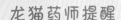

龙猫药师提醒

当孩子服用了一次解热药，体温没有马上降下来，不要着急换另一种解热药，根据孩子的症状，在4~6小时后重复给药。如果体温一直降不下来，需要使用两种药物时，一定要带孩子就诊，查找病因。

咳嗽有痰，选择哪种祛痰药

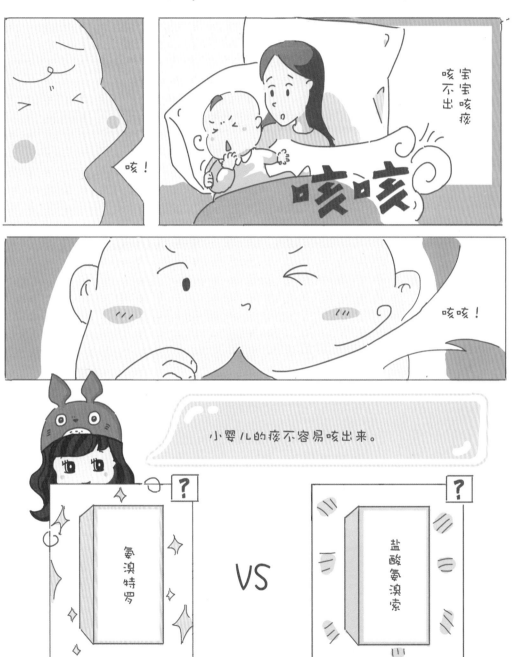

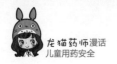
谈起盐酸氨溴索口服液和氨溴特罗口服液，知道的人可能不太多；但如果换说成沐舒坦和易坦静，相信大家会非常熟悉。

两者都是常用的化痰药物，名字也很相近。它们之间到底是什么关系，又有什么区别呢？对宝宝来说，哪个效果更好，更安全？

盐酸氨溴索口服液和氨溴特罗口服液

通过以下的对比表格，可以一目了然地读懂盐酸氨溴索口服液和氨溴特罗口服液之间的区别（表2-3）。

表2-3　盐酸氨溴索口服液和氨溴特罗口服液比较

通 用 名	盐酸氨溴索口服液	氨溴特罗口服液
商品名	沐舒坦	易坦静
规格	100 ml	100 ml
主要成分	盐酸氨溴索600 mg	盐酸氨溴索150 mg 盐酸克仑特罗100 µg
主要作用	化痰、促排痰	化痰、促排痰 扩张支气管
单/复方制剂	单方制剂	复方制剂
最小使用年龄	可用1岁以上的儿童	未满8个月（患儿体重4~8 kg）也能使用

根据孩子的年龄和体重：若孩子未满 8 个月，应选用氨溴特罗口服液，说明书上已经标示了具体的使用剂量；氨溴特罗比起盐酸氨溴索口服液多了一种盐酸克仑特罗成分，除了祛痰，还有镇咳的作用。当孩子只需化痰，孩子又大于 12 月龄，若家长自主为儿童选择化痰药物时，最好选择单一成分药物盐酸氨溴索口服液；而医生会根据孩子的实际病情做出综合考虑选择药物。

孩子咳嗽有痰时，用药注意

如果孩子咳嗽又有痰，那么使用镇咳药物时要十分小心。

盐酸氨溴索口服液（商品名：沐舒坦）说明书中有一点要特别注意：应避免与中枢镇咳药（如右美沙芬等）同时使用，以免稀化的痰液堵塞气道。

右美沙芬也是常用的镇咳药物，所以这点着重提醒，希望家长注意到，在给孩子化痰的同时，不要自主再增加镇咳药物。不少镇咳药中含可待因、麻黄碱、樟脑酊、罂粟壳等成分，经常服用容易成瘾，对身体造成更大伤害。

一般2岁以下患儿不主张使用中枢镇咳药，1岁以下婴儿基本不用。所以，家长们不要听到孩子的咳嗽声就给孩子服用止咳药。

盐酸氨溴索口服液和氨溴特罗口服液（商品名：易坦静）都含有盐酸氨溴索，不能同时服用，避免氨溴索单次服用剂量过大。

一些家长喜欢海淘德国版的盐酸氨溴索（商品名：沐舒坦），其实国内的生产厂家和德国的是同一家公司——德国勃林格殷格翰（Boehringer Ingelheim）生产的。海淘药物存在一定风险，时间长、价格高，药物说明书难看懂，所以没必要海淘。

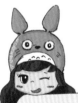

龙猫药师提醒

"宜先查明咳嗽、咳痰的原因，区别咳嗽性质和痰的形状，有针对性地选择祛痰药。糖浆剂不应用于母乳喂养的婴儿，因为糖可降低婴儿对母乳的兴趣。祛痰药可致恶心、呕吐，所以用量不宜过大，以免导致电解质紊乱。"

——摘自《儿童呼吸安全用药专家共识》

可以安全使用的
缓解儿童便秘的药物

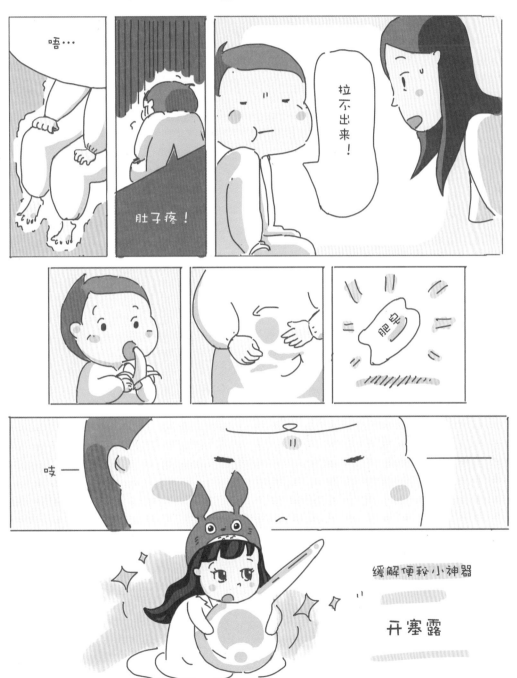

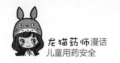

如果孩子排便次数≤2次/周，并且在大便时，粪便相当硬，排便困难，孩子有可能便秘了，但便秘不是单纯指数天不大便（这也可能是正常的），便秘指的是大便干结、排便困难，大便量减少，排便次数减少。

细心的家长通过观察孩子排便可以直观判断孩子是否便秘，但也有些孩子虽然每天都有排便，但排便量少，便秘可能已经发生了——因为大便其实都积聚在孩子的肠道里没完全排出。

孩子是便秘还是攒肚？

攒肚①的孩子：虽然宝宝排便间隔长（数天一次），但排便时无痛苦表现，排出的大便不干，是正常的黄色软便、无硬结等。攒肚的婴儿进食正常，精神愉悦。纯母乳喂养的宝宝一般不会便秘。

便秘的孩子：会哭闹，进食不佳；大便次数比平时减少，尤其是宝宝三四天以上都没有大便，排便时很难受，那么很可能便秘了。另外，如果宝宝的大便又硬又干，很难拉出来，不管排便次数多少，也可能是便秘。人工喂养的宝宝容易发生便秘，宝宝在添加辅食后也容易发生便秘。

引起儿童便秘的主要原因

人工喂养

（1）配方奶粉比母乳容易引起宝宝便秘。

（2）调制的配方奶粉过稠（奶粉加得太多）。

---

① 编者注：攒肚是指宝宝在满月后消化能力逐渐提高后对母乳能充分地进行消化、吸收，致使每天产生的食物残渣很少，不足以刺激直肠形成排便，这是一种常见现象。

（3）钙摄入过多，不能被吸收的钙与肠道内脂肪结合形成钙皂引起便秘。

辅食添加

高淀粉食物摄入较多，包括精白米、面条、面包、蛋糕等。

运动过少

活动太少、久躺、久坐引起便秘。

宝宝便秘怎么处理？

使用开塞露

这是快速缓解宝宝便秘的"武器"，它是一种润滑性泻药，协助已干结于大肠和直肠内的硬便迅速排出体外的最有效的方法。它可软化粪块，又可刺激直肠黏膜张力感受器，反射性引起肠蠕动而促进排便。不宜长期使用，容易形成药物依赖性，变成习惯性便秘。

服用乳果糖和益生菌制剂

乳果糖是一种渗透性泻药，含低聚糖或纤维素类。低聚糖和纤维素是不被人体从肠道吸收入体内的物质，它们可将水分吸收到肠道内，自身膨胀成润滑性凝胶，使肠内容物易于通过，同时使肠内容物体积增大，促进肠蠕动而排便。一般服后12~24小时有效。同时可遵照说明书适度使用益生菌制剂，调节孩子的肠道健康。

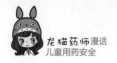

改变辅食

已经开始吃辅食的宝宝，如果发生便秘，需要在宝宝的日常饮食中添加一些高纤维食品，包括豌豆、大豆、西兰花，以及全麦麦片和面包等。同时，尽量少吃米饭以及精制谷类食品或面包。

鼓励多运动

鼓励宝宝多动，增加运动量。

及时就医

有部分宝宝便秘时伴有脱肛或肛裂，大便带血等，此时就必须要到医院进行检查，切不可擅自在家处理。

便秘，预防胜于治疗！

养成良好的排便习惯

要让孩子每日按时坐盆排便，以养成良好的排便习惯。宝宝因大便干硬，排便时疼痛而不愿排便，这样结肠内粪块积聚，更不易排出，而且会出现腹痛不安、食欲下降，久而久之影响宝宝的健康。坚持定时排便，便秘是可以避免的。

养成良好的饮食习惯

饮食要多样化，食量不能过少，食物种类不能过于精细，应富含纤维素。

人工喂养的婴儿，可适当添加米汤，同时也可添加菜汤等以防大便过干、过硬造成便秘。

吃主食的幼儿，要纠正不良的饮食习惯，及时调理饮食，在日常饮食中可多添加一些蔬菜和水果。平时还可以给宝宝吃些含粗纤维的食物，如玉米面和小米、红薯，这些食物中的纤维素能帮助宝宝胃肠蠕动，促进排便。

小月龄的宝宝或是不爱吃蔬菜，有挑食的宝宝，可把水果、蔬菜用果汁调理机打成汁再喂服。

哺乳的妈妈一定要注意自己的饮食，为了宝宝的健康，自己在饮食方面更要科学。

养成良好的生活习惯

避免孩子精神持续高度的紧张，让孩子多做户外运动，养成良好规律的生活习惯，对预防孩子便秘，健康成长是非常重要的。

避免长期使用引起便秘的药物：如葡萄糖酸钙、碳酸钙及氢氧化铝等。

孩子便秘可以喝蜂蜜吗？

蜂蜜营养丰富，但是1岁以内的婴儿不宜食用蜂蜜。喝蜂蜜通便的作用并不如大家想得那么明显。蜜蜂在采蜜过程中。可能带有其他细菌或细菌的毒素，故不主张给1岁以内的婴儿喝蜂蜜。

儿童腹泻用药四步

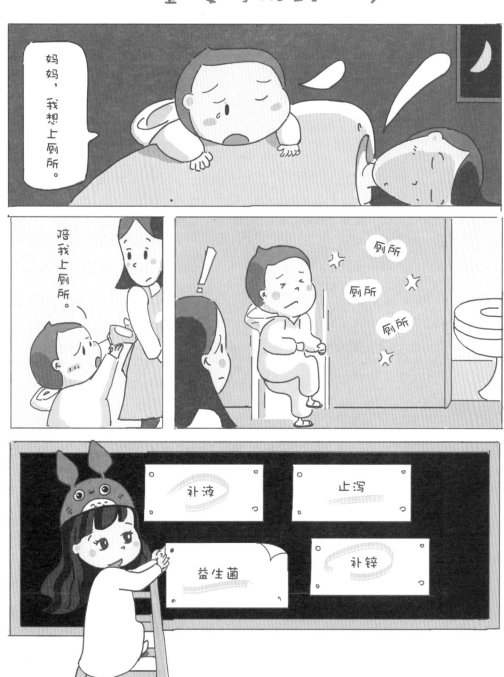

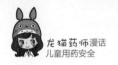

夏季是儿童腹泻高发的季节，腹泻的诊断并不复杂。腹泻最主要和严重的后果就是水分和电解质大量丢失，导致脱水、休克。

孩子腹泻时，脱水程度判断

月龄越小的宝宝，越是容易因腹泻而脱水，重度脱水的孩子可能需要静脉补液，一定要及时就医（表2-4）。

表2-4　不同程度脱水的临床表现

症状类型	轻度脱水	中度脱水	重度脱水
精神状态	稍差，略烦躁	烦躁或萎靡	昏睡甚至昏迷
皮肤弹性	稍差	差	极差
口腔黏膜	稍干燥	干燥	极干燥
眼窝及前囟	稍凹陷	明显凹陷	深凹陷 眼睑不能闭合
眼泪量	有	少	无
尿量	稍少	少	无
休克症状	无	无	有

儿童腹泻用药四步

第一步：口服补液盐（补充体液和电解质）

世界卫生组织和联合国儿童基金会建议将口服补液盐作为腹泻治疗的首选用药，第三代口服补液盐，改良了配方，相比第一代、第二代口感更好。通过口服补液盐可以补充适宜浓度的水分和钠、钾、氯等电解质以及糖分，纠正因体液丢失而引起的体内环境紊乱。具体补充剂量如下：

已腹泻未脱水的宝宝　小于 6 个月，50 ml／次；大于 6 个月至 2 岁，100 ml／次；大于 2 岁至 10 岁，150 ml／次；大于 10 岁至 12 岁，一次能喝多少就让他喝多少，可以有效预防脱水。

已经脱水的宝宝　液体用量（ml）＝体重（kg）× 系数（ml/kg），在 4 小时内服用完。轻度脱水时系数选择 50 ml/kg；中度脱水时系数选择 75 ml/kg；症状好转之后，可根据患儿的脱水程度来调整剂量，直至腹泻停止。

第二步：蒙脱石（物理止泻）

蒙脱石的作用原理是物理止泻，吸附肠道内的病毒、细菌和毒素；覆盖消化道黏膜，与粘液糖蛋白结合起到保护作用。具体补充剂量如下：

1 岁及以下，每日 1 袋，分 3 次服用；1~2 岁，每日 1~2 袋，分 3 次服用；2 岁及以上，每日 2~3 袋，分 3 次服用。急性腹泻时，首次剂量加倍。

1 袋需要 50 ml 的温水溶解，水太少效果发挥不到位；溶解后稍有分层，不要只喝上层清液，搅匀后服用。

服用蒙脱石注意事项

（1）蒙脱石服用过量，容易导致便秘。

（2）蒙脱石会覆盖消化道黏膜，会影响其他药物的吸收。如果同时还要服用其他药物，建议与蒙脱石间隔一段时间服用（1~2 小时）。

第三步：益生菌制剂（调节菌群）

益生菌能预防或改善腹泻：通过补充肠道正常菌群，纠正菌群失调，有效清除病毒、细菌等机制，明显缩短腹泻病程、降低腹泻严重程度；缓解乳糖不耐症状：嗜酸乳杆菌可帮助人体分解乳糖，缓解腹泻、胀气不良

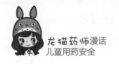
状况；增强免疫力：调节肠道内的免疫机制，将过低或过高的免疫活性调节到正常状态。

益生菌的种类很多，家长可根据孩子的情况选择合适的种类。常见的有口服双歧杆菌三联活菌（商品名：培菲康）、枯草杆菌二联活菌（商品名：妈咪爱）、地衣芽孢杆菌活菌（商品名：整肠生）、布拉氏酵母菌（商品名：亿活）等。

第四步：补锌（增强细胞活性）

急性腹泻患儿能进食后给予补锌治疗，具体补充剂量如下：

6个月以下：每日补充元素锌 10 mg；

6个月以上：每日补充元素锌 20 mg；

一共补充 10~14 日。

常见补锌药物有：硫酸锌、葡萄糖酸锌。教大家一个简便的换算技巧：元素锌 20 mg 相当于硫酸锌 100 mg，相当于葡萄糖酸锌 140 mg。

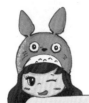

龙猫药师提醒

对于大多数的儿童腹泻，以口服补液盐补充体液和电解质；蒙脱石物理止泻；益生菌制剂辅助调节菌群；补锌增强细胞活性。如果是感染引起的腹泻，需要配合抗感染治疗。

一般的腹泻只要遵循以上四步，就能做到有效控制。如果你的宝宝除了腹泻，还伴随着发热、拉血便、拉蛋花便、拉水稀便等症状，就医时需带孩子的粪便，做个简单的血常规和粪常规，判断是否有感染发生。

益生菌制剂只选对的，不选贵的

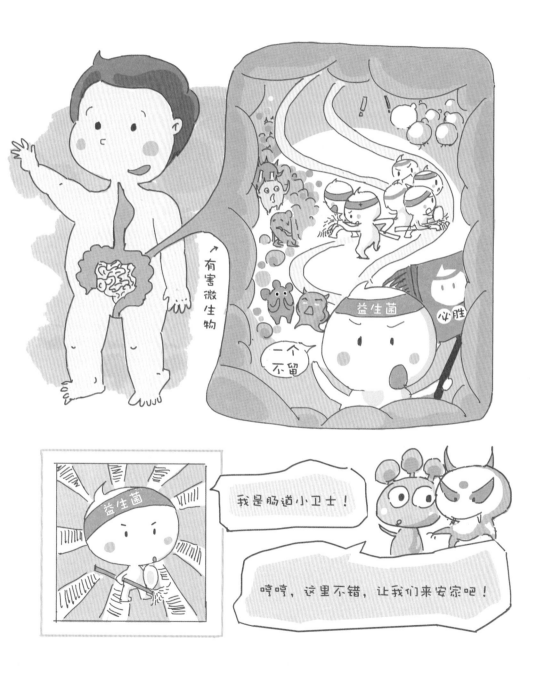

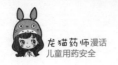

　　细菌在大家印象里往往是可怕的致病原，可是有些细菌也会做好事！比如我们常提到的益生菌，就是这样一种可爱的存在。

　　为了更好地了解益生菌，更好地理解益生菌制剂的差异，首先要分清楚菌群的分类。

　　原籍菌制剂：所用菌株来源于人体肠道菌群，服用后可直接补充原籍菌发挥作用，如双歧杆菌、乳杆菌、酪酸梭菌、粪链球菌等。

　　共生菌制剂：所用菌株来源于人体肠道以外，与人体原籍菌有共生作用，服用后能够促进原籍菌的生长与繁殖，如芽孢杆菌、枯草杆菌等。

益生菌对人体的帮助

预防或缓解改善腹泻

　　通过补充肠道正常菌群、纠正菌群失调、有效清除病毒、细菌等机制，缩短腹泻病程、降低腹泻严重程度。

缓解乳糖不耐症状

　　乳杆菌可帮助人体分解乳糖，缓解腹泻、胀气等不良症状。

增强免疫力

　　刺激肠道内的免疫机制，将过低或过高的免疫活性调节到正常状态。

改善排便状况

　　抑制有害菌在肠内的繁殖，减少毒素，促进肠胃蠕动。

益生菌制剂比较

医院里的益生菌药物和市面上的益生菌产品琳琅满目，家长们有很多关于益生菌制剂的困惑：哪种益生菌制剂调理肠道好？益生菌制剂的品牌有推荐吗？含有的菌种有什么差别？怎么挑选合适的益生菌制剂？益生菌制剂可以长期服用吗？服用益生菌制剂有什么不良反应啊？……

不同的益生菌制剂，含有不同的菌株、不同的成分，保存方法也不同。了解常见的益生菌制剂之间的差异，家长可以选择更适合自己孩子的益生菌产品（表 2-5）。

表2-5　益生菌制剂比较

通用名	双歧杆菌三联活菌	枯草杆菌二联活菌	酪酸梭菌二联活菌	布拉氏酵母菌散	地衣芽孢杆菌活菌	合生元益生菌粉
商品名	培菲康	妈咪爱	常乐康	亿活	整肠生	合生元①
菌种组成	长双歧杆菌、嗜酸乳杆菌、粪肠球菌	屎肠球菌、枯草杆菌	酪酸梭状芽孢杆菌、婴儿型双歧杆菌	布拉氏酵母菌	地衣芽孢杆菌活菌	嗜酸乳杆菌、动物双歧杆菌、鼠李糖乳杆菌
乳糖	不含乳糖	含乳糖	不含乳糖	含乳糖	含乳糖	不含乳糖
保存方式	冷藏2~8℃	常温	冷藏2~8℃	常温	常温	常温
服用方法	温水送服，水温不要超过40℃，温度过高会降低菌群活力。					

---

① 编者注：合生元益生菌不属于药物，属于保健品，不能替代药物的作用。

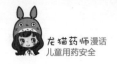
服用益生菌制剂常见误区

误区 1：用热水冲泡益生菌

益生菌制剂成分基本是活菌，细心的家长还会注意到很多益生菌制剂的保存条件是冷藏。如果冲泡的水温过高，就会杀死活菌，药效降低。

建议：冲泡益生菌制剂要用温水，一般要在 40℃以下。

误区 2：益生菌与抗菌药、肠黏膜保护剂一起服用

家长们都有经验，尤其宝宝细菌性腹泻后，除了配益生菌，还会有抗菌药物（如头孢类）、肠黏膜保护剂（如蒙脱石）。如果一起服用的话，药效也会降低。

原因：抗菌药杀死了益生菌，相当于这些活菌没有发挥作用；肠黏膜保护剂会吸附在肠道上，影响益生菌发挥作用。

建议：如果三类药物都要服用，首先服用抗菌药物，杀灭病原菌；过1 小时后再服用吸附类药物，吸附和清除病原菌；再过 1 小时后服用益生菌，调节菌群。

误区 3：酸奶的作用与益生菌相同

宝宝便秘时，有家长会给宝宝喂酸奶，这种食疗也挺好，但是当宝宝已经大便干结，还是坚持认为食物比药物安全，就不可取。尤其是对牛奶蛋白过敏的宝宝，不宜使用奶制品。

建议：对牛奶蛋白过敏的宝宝，不可用酸奶替代益生菌，否则会加重过敏症状。

误区 4：宝宝腹泻好转，马上停用益生菌

宝宝腹泻恢复期往往会持续几天，当腹泻症状消失后，应继续服用益生菌制剂。益生菌制剂通过调理肠道菌群，帮助宝宝建立健康的肠道生态系统，还有助于营养物质的消化和吸收。

建议：宝宝腹泻好转后需继续服用益生菌制剂 1~2 周。

误区 5：长期服用益生菌制剂

部分家长则相反，他们认为益生菌是天然无害的，因此给宝宝长期服用益生菌制剂。

建议：请按医嘱服用益生菌制剂，不建议长期服用。

儿童过敏性鼻炎家庭用药指导

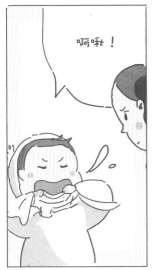

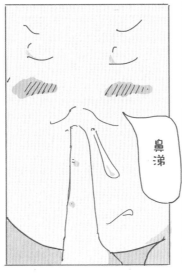

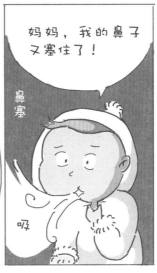

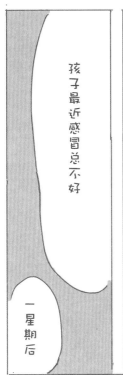

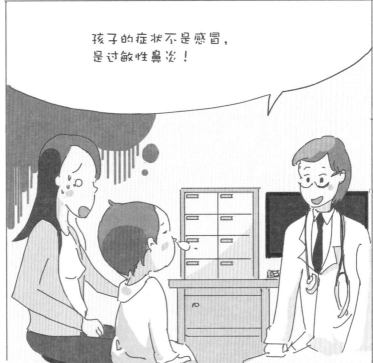

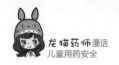

过敏性鼻炎是接触了过敏原之后引发的鼻部疾病，尤其在空气质量较差的一些城市，过敏性鼻炎已经成为一种患病率高且呈上升趋势的常见病。过敏性鼻炎的治疗原则包括环境控制、药物治疗、免疫治疗等。环境控制主要是指避免接触过敏原和刺激物，但根除外界过敏原是很难达到治疗目标，目前的治疗手段大都是通过药物减轻或控制人体对过敏原的过敏症状，并尽量寻找过敏原因，避开过敏原减少发作。

过敏性鼻炎常用治疗药物

治疗过敏性鼻炎的药物相对复杂，很多家长弄不清楚各药物的作用，那么多药物是否都有使用的必要。通过以下表格，对照手上已有的药物，家长便可以了解孩子使用的过敏性鼻炎治疗药物的情况（表2-6）。

表2-6 过敏性鼻炎常用药物比较

药物种类	给药方式	临床治疗	推荐程度	代表药物
糖皮质激素	鼻用	一线用药	推荐使用	糠酸莫米松（商品名：内舒拿）、丙酸氟替卡松（商品名：辅舒良）
	口服	二线用药	酌情使用	泼尼松
第二代抗组胺药	鼻用	一线用药	推荐使用	盐酸左卡巴斯汀（商品名：立复汀）
	口服	一线用药	推荐使用	氯雷他定（商品名：开瑞坦）、西替利嗪（商品名：仙特明）
白三烯受体拮抗剂	口服	一线用药	推荐使用	孟鲁司特钠（商品名：顺尔宁）
肥大细胞膜稳定剂	鼻用	二线用药	酌情使用	色甘酸钠气雾剂
	口服	二线用药	酌情使用	酮替芬
减充血剂	鼻用	二线用药	酌情使用	羟甲唑啉喷鼻剂

（续表）

药物种类	给药方式	临床治疗	推荐程度	代表药物
抗胆碱药	鼻用	二线用药	酌情使用	异丙托溴铵喷鼻剂（商品名：爱全乐）

注：一线药主要是临床最常用的或者首选药物，一线用药效果不显著以后，再选择二线药物；二线药是临床使用频率没有一线多或者效果没有一线明显以及不良反应多的药物。

过敏性鼻炎一线推荐用药

糖皮质激素（鼻用）

治疗作用：糖皮质激素具有显著的抗炎、抗过敏和抗水肿作用，可在短时间内控制急性的炎症，缓解症状，鼻内局部使用糖皮质激素抗炎，可以使高浓度的药物直接作用于鼻黏膜而发挥治疗作用，安全性和耐受性都比较好。

不良反应：鼻腔干燥、刺激感、鼻出血、咽炎和咳嗽等，症状多为轻度。全身不良反应较少见，研究显示对儿童的生长发育总体上无明显影响（1 年疗程）。

用药建议：如果要进行更长期的治疗时，用药时请注意药物说明书的年龄限制和推荐剂量；掌握正确的鼻腔喷药方法，避免向鼻中隔喷药可以减少鼻出血的发生。

第二代抗组胺药（口服、鼻用）

治疗作用：能明显缓解鼻部症状，如鼻痒、喷嚏、流涕和鼻塞。

不良反应：第二代抗组胺口服药物具有良好的安全性，相比第一代减少了对中枢神经系统的作用，镇静和嗜睡不良反应也较少见；第二代抗组

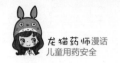
胺鼻用药物主要不良反应是味道苦，其他少见的不良反应包括鼻腔烧灼感、鼻出血、头痛和嗜睡等。

用药建议：第二代抗组胺口服药物起效迅速、作用持续时间长，一般每日只需用药 1 次，疗程不少于 2 周，儿童用药需要注意药物说明书的年龄限制和推荐剂量，5 岁以下儿童口服药物推荐使用糖浆剂和颗粒剂型；第二代抗组胺鼻用药物一般每日用药 2 次，疗程不少于 2 周，通常用药后15~30 分钟就会起效。

白三烯受体拮抗剂（口服）

治疗作用：能有效缓解喷嚏、流涕、鼻塞等症状。

不良反应：轻微，主要为头痛、口干、咽炎等，无嗜睡。

用药建议：每日用药 1 次，晚上睡前口服，疗程 4 周以上。应注意不同年龄段患儿的用量和用法，比如孟鲁司特钠（商品名：顺尔宁）有各种剂型，2~5 岁用 4 mg（颗粒剂或咀嚼片），6~14 岁用 5 mg（咀嚼片或片剂）。

治疗过敏性鼻炎常见用药误区

在临床工作和药物咨询过程中，家长对过敏性鼻炎用药存在以下方面的认识误区：

害怕糖皮质激素影响孩子发育，拒绝使用

鼻内局部使用糖皮质激素安全性和耐受性都比较好，全身不良反应较少见，对儿童的生长发育总体上无明显影响。长期注射或口服大量糖皮质激素会对孩子的生长发育造成一定的影响。

针对过敏性鼻炎的治疗，鼻用糖皮质激素是推荐的一线药物，尤其对中、重度持续性过敏性鼻炎的治疗，鼻用糖皮质激素作为首选推荐用药方

案，利大于弊。

担心药物有不良反应，症状好转就停药

在详细的药物介绍中，已经分析了不同类型药物的使用疗程是不一样的，为了达到良好的治疗效果，请不要自主停药。家长观察到孩子症状好转后，可以带孩子去医院重新评估，医生会根据孩子的情况做出维持治疗、减量还是停药的用药方案。

鼻炎是发炎，要用抗生素

一般过敏性鼻炎的治疗不需要使用抗生素，但如果合并鼻黏膜细菌感染以及鼻窦炎时，就需要联合使用抗生素。

龙猫药师提醒

过敏性鼻炎目前尚无法根治，治疗的目标是达到控制症状。对于过敏性鼻炎这类容易反复的疾病，需要家长学习药物使用的规范和特点，参与提高孩子用药的依从性，这会对治疗的效果起到重要的作用。

哮喘宝宝居家雾化治疗方法

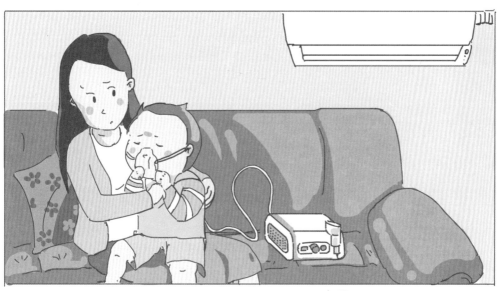

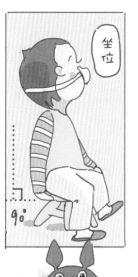

坐位

90°

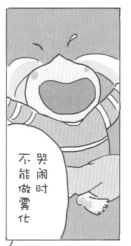

哭闹时不能做雾化

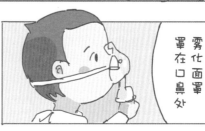

雾化面罩罩在口鼻处

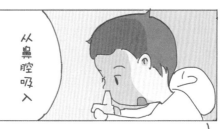

从鼻腔吸入

在医生指导下，及时给孩子做家庭雾化，可以有效控制宝宝病情！

在医院诊断结束后，为了节省跑医院的时间，很多需要做雾化治疗的患儿家长会在家中准备一台家用雾化器。

在家中雾化治疗有很多优点：

（1）在家中雾化吸入治疗，疗效与在医院雾化治疗一致，并且可避免交叉感染。

（2）患儿在熟悉的环境中治疗，能更好地配合大人，避免因恐惧而哭闹。

（3）喘息出现时，在家中第一时间给予雾化治疗，可以避免病情进一步加重。

在家中雾化治疗有很多的好处，但是离开了专业人员的操作，家长需要学习家庭雾化的使用技巧，正确使用雾化药物和雾化器是实行有效治疗的基础。

居家雾化注意事项

雾化前

（1）雾化器因在生产过程中残留有异味，容易诱发喘息发作或不适，应在使用前先打开雾化器，使其工作 3~5 分钟。

（2）雾化治疗前先清洁儿童的口腔，以免妨碍雾滴深入。

（3）面罩式喷头适合婴幼儿或病情较重的儿童；口含式喷头适合于病情较轻的年长儿童。

雾化过程中

（1）患儿做雾化吸入时选择坐位，此体位有利于吸入药物并沉积到肺泡，对于不能采取坐位的患儿应抬高其头部，与胸部呈 30°。

（2）手持喷雾器应保持与地面垂直，雾化时面罩紧贴口鼻部，避免漏气造成疗效不佳。

（3）婴幼儿哭闹厉害时可暂停治疗，待其安静后或安抚入睡后再进行雾化治疗，因为幼儿在哭闹时吸气短促，药物微粒主要留存在口咽部，影响疗效。

（4）吸入过程中注意观察患儿的病情以及机器出雾情况，防止窒息，勿将气雾喷入眼睛。

（5）雾化时不仅仅使用一种药物，如果使用两种吸入剂，应间隔几分钟。

雾化后

（1）使用面罩吸入的儿童，在雾化结束后应及时洗脸，去除附着在面部的药物；使用口含式喷头吸入的儿童，雾化结束后应及时漱口。

（2）喷雾器使用完后，为防止药物结晶堵塞喷嘴，可加入少量清水雾化数十秒，然后再冲洗喷雾器。

（3）雾化治疗结束后，将除空气导管外的所有喷雾器配件一起用清水冲洗干净，晾干或擦干，待喷雾器完全干燥后，组装喷雾器放入干净的盒内以备下次雾化使用。

（4）喷雾器每周可使用洗洁精或医用消毒液浸泡进行一次常规消毒，部分产品的喷雾器可进行高温消毒。

常用雾化药物

第一类药物：糖皮质激素

治疗作用　这是当前治疗儿童哮喘最有效的抗炎药物。

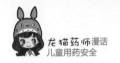
代表药物　布地奈德（吸入用布地奈德混悬液，商品名：普米克令舒）

是否稀释　无须稀释。

使用剂量　儿童起始剂量、严重哮喘期或减少口服糖皮质激素时的剂量：一次 0.5~1 mg，每日 2 次。

儿童维持剂量，应是使患儿保持无症状的最低剂量：一次 0.25~0.5 mg，每日 2 次。

保存方法　8~30℃下保存，不可冷藏。

用药建议　（1）布地奈德是一种预防治疗药物，必须常规使用，作为缓解急性哮喘发作时不应单独应用。

（2）建议先用支气管扩张剂，再用布地奈德，以便增加吸入布地奈德的药量。

（3）本品在贮存过程中会发生一些沉积，如果振荡后，不能形成完全稳定的悬浮，则应丢弃。

第二类药物：β 受体激动剂

治疗作用　β 受体激动剂通过舒张气管平滑肌，降低微血管通透性等，缓解哮喘症状。

代表药物　特布他林（硫酸特布他林雾化液，商品名：博利康尼）

是否稀释　无须稀释。按需用药，不必定时用药。

使用剂量　患儿体重 20 kg 以上：1 小瓶 5.0 mg（2 ml）/ 次，每日给药 3 次。

患儿体重 20 kg 及以下：半小瓶 2.5 mg（1 ml）/ 次，每日最多给药 4 次。

保存方法　避光，密闭保存。

用药建议　如 1 瓶药液未一次用完，可在雾化器中稳定存放 24 小时。

代表药物　沙丁胺醇（硫酸沙丁胺醇吸入气雾剂，商品名：万托林）

是否稀释　须稀释。每次 0.5~1.0 ml（2.5~5.0 mg 沙丁胺醇），注射用
　　　　　生理盐水稀释至 2.0~3.0 ml。

使用剂量　12 岁以下儿童：最小起始剂量为将 0.5 ml 雾化液用注射用
　　　　　生理盐水稀释至 2~2.5 ml，间歇疗法每日重复 4 次；有些
　　　　　儿童可能需要 1 ml 的雾化溶液。

保存方法　25℃以下，避光保存。

用药建议　本品适用于对传统治疗无效的慢性支气管痉挛的常规处
　　　　　理，及治疗严重的急性哮喘发作。

第三类药物：抗胆碱能药物

治疗作用　作用于胆碱能受体，调节气道口径、减少黏液分泌和气道
　　　　　高反应性，从而发挥支气管扩张效应以及改善肺功能。

代表药物　异丙托溴铵（吸入用异丙托溴铵溶液，商品名：爱全乐）

是否稀释　须稀释。每 1 ml 雾化吸入液可用生理盐水稀释至 2~4 ml。

使用剂量　12 岁以下青少年：每次 1 小瓶。患儿病情稳定前可重复给药，
　　　　　给药间隔由医生决定。12 岁以下儿童每日剂量超过 1 mg 时，
　　　　　应在医疗监护下用药。

　　　　　12 岁以上青少年：每次 1 小瓶。

保存方法　30℃以下，避光保存。

用药建议　本品可与吸入性 β 受体激动剂联合使用。

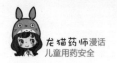
代表药物　复方异丙托溴铵（吸入用复方异丙托溴铵溶液，商品名：
　　　　　可必特）

　　　　　为 β 受体激动剂与抗胆碱能药物的复方制剂。每支雾化
　　　　　溶液 2.5 ml，含有异丙托溴铵 0.5 mg 和沙丁胺醇 3.0 mg。

是否稀释　无须稀释。

使用剂量　12 岁以上儿童：每日 3~4 次，每次 2.5~5.0 ml；本品尚无
　　　　　12 岁以下儿童使用本品的临床经验。

保存方法　25℃以下，避光保存。

用药建议　本品不含防腐剂，为避免药物被细菌污染，在药瓶打开后
　　　　　应立即使用；每次吸入治疗应使用新药瓶，已开瓶或有破
　　　　　损的药瓶应丢弃，不宜使用。

三种常用吸入型药物装置的正确使用方法

1. 压力定量气雾吸入剂的使用方法

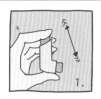

移去套口的盖子，使用前轻摇药瓶使药物混合。

让孩子头略后仰，并缓慢呼气，尽可能呼出肺内空气。

将吸入器的吸口紧紧含在口中，屏住呼吸，以示指和拇指紧按吸入器，使药物释放出来，并同时做与喷药同样的缓慢深吸气。

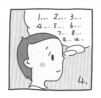

屏住呼吸5~10秒，使药物充分分布到下气道，以达到良好的治疗效果。

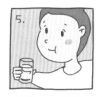

用药后用清水清洗口腔，以去除残留在口腔内的药物。

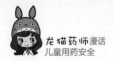
2. 准纳器的使用方法

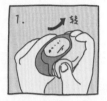

打开瓶盖：一手握住外壳，另一手的大拇指放在拇指柄上，向外推动拇指直至盖子完全打开。

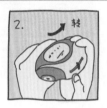

向外推滑动杆直至发出"咔哒"声，一个标准计量的药物备好以供吸入。

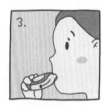

让孩子先将气慢慢呼出（不要将气呼入准纳器中），再将吸嘴放入口中深深平稳地吸入药物。

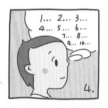

将准纳器从口中拿出，继续屏气5~10秒，然后经鼻将气缓缓呼出，关闭准纳器外盖。

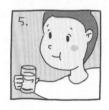

吸完后记得漱口！

3. 都保型干粉吸入器的使用方法

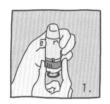 旋转并移去瓶盖，检查剂量指示窗口，看看是否还有足够剂量的药物。一手拿着都保，一手握住瓶盖，先向右转到底，再向左转到底，听到"咔嚓"一声，表示一次剂量的药粉已填充。

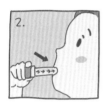 吸入之前，让孩子呼出一口气（注意，不要对着吸嘴呼气，药物可能会受潮），将吸嘴含在口中，并深深吸口气，完成一次吸入动作。

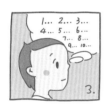 吸药后，把嘴唇移开吸入瓶，屏气5~10秒，然后缓缓呼气。用完后盖紧瓶盖，并漱口。

龙猫药师提醒

　　想要达到良好的治疗效果，应尽量避免吸入装置使用中出现以下常见的错误用法：①吸嘴放置过浅，唇、舌或牙齿挡住吸嘴；②吸药前未"上药"，空吸；③吸气不均匀或吸气时间过短；④吸药后未屏气。

婴幼儿湿疹安全用药提示

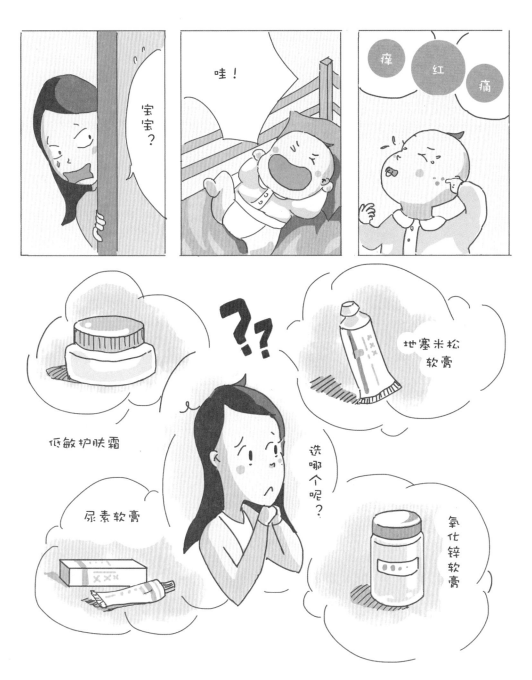

湿疹是婴幼儿从出生到 2 岁左右时容易发生的皮肤病，主要分布在头部、面部、前额和双颊部，有时躯干和四肢的褶皱处也可出现。孩子为什么会得湿疹呢？目前科学理论认为湿疹是皮肤表层结构功能的缺陷造成，患儿的皮肤缺乏保湿因子，致使皮肤的屏障功能减弱，这种缺陷常和遗传因素有关。

婴幼儿湿疹的药物治疗

目前没有任何一种药物可以根治湿疹，但宝宝 2 岁以后，湿疹会有所缓解。50% 以上的宝宝随着年龄的增长，湿疹可以自愈。在这个过程中，家长能做的就是通过家庭护理以及药物治疗来控制湿疹的反复发作，减轻湿疹对患儿生活质量和生长发育的影响。

针对轻度湿疹，可以使用低敏的护肤霜，保持皮肤湿润能有效控制湿疹。

针对中、重度湿疹，保湿的同时需要配合使用弱效外用激素。

针对有破口合并细菌或真菌感染的湿疹，需要联合使用抗感染药膏，如莫匹罗星（莫匹罗星软膏，商品名：百多邦）或曲安奈德益康唑（曲安奈德益康唑软膏，商品名：派瑞松）。

针对湿疹发痒，可以口服抗过敏药，如氯苯那敏或氯雷他定。

氯苯那敏和氯雷他定都是抗组胺类抗过敏药，区别在于氯苯那敏属于第一代抗组胺药，止痒的效果会稍微强些，但第一代抗组胺药有使人嗜睡、乏力的不良反应。第二代抗组胺药减少了这些不良反应，并且作用长效，通常每日只需口服 1 次。抗过敏药物建议晚上睡前服用。

婴幼儿湿疹要不要用激素

国内外的临床经验均表明，对于中、重度湿疹的治疗，外用激素药膏是首选。

市场上常用的外用激素药膏药效由弱到强排序：

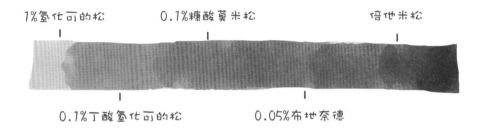

治疗婴幼儿湿疹，通常不会选用最后一种激素，较常使用 1% 氢化可的松和与它强度相当的 0.1% 丁酸氢化可的松。当要用到比 0.1% 丁酸氢化可的松更弱的激素时，需要药房自己配制。通常医院自制的外用地塞米松药膏属于弱效激素，但口服或静脉注射的地塞米松属于中强效的激素。如果就医不便，家长可以用温和无刺激的润肤霜按 1∶1 或最低 4∶1 来稀释 1% 氢化可的松、0.1% 丁酸氢化可的松。

湿疹是一种容易反复发作的疾病。弱效激素（如 1% 氢化可的松，0.1% 丁酸氢化可的松），小面积断断续续使用不会产生严重不良反应。激素药膏的不良反应常常被高估，很多家长选择让宝宝硬扛也不愿意选用含激素药膏来减轻儿童的痛苦，导致最初也许很容易就能控制的小面积湿疹被拖成了大面积不易控制的难治湿疹。

一般长期大剂量口服激素才会抑制幼儿生长。长期使用外用激素的不良反应仅局限于皮肤，包括皮肤变薄或色素沉着等。另外，即使不用激素药膏，湿疹的皮肤在恢复期也会造成皮肤色素的改变，是疾病自身引起的皮肤颜色变化，不一定是激素造成的色斑，随着时间的推移，色斑会慢慢褪去。婴幼儿使用弱效的外用激素时，症状消失就可以停药，不需要逐步撤药。

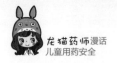

婴幼儿湿疹疑问

湿疹能根治吗？

50%以上的患儿随着年龄的增长，湿疹可自愈，目前没有任何一种药物可以根治湿疹。日常生活尽量避开过敏原和刺激物，适当锻炼婴幼儿的免疫力。

湿疹是由于太湿吗？

湿疹不是由于湿引起的，皮肤干燥是诱发湿疹的原因之一。因此，治疗和预防的关键在于皮肤保湿。

治疗婴幼儿湿疹，纯中药软膏更安全吗？

不要把外用激素药膏想象成"洪水猛兽"，也不要轻信所谓的纯中药不含激素。经常会有所谓的不含激素药膏被检测出含有地塞米松之类的激素。与其在不知情的情况下滥用激素药膏，不如明明白白合理使用激素药膏。

婴幼儿湿疹家庭护理原则

避开过敏原和刺激物

饮食：婴幼儿患中、重度湿疹有时会与饮食有关，如牛奶、鸡蛋、海鲜等。家长应注意观察宝宝在吃这些食物时湿疹是否会加重，找出可能引起宝宝过敏的食物并尽量避免。

衣物：湿疹患儿应穿柔软的纯棉制品，款式不能紧，要宽松透气。包括宝宝皮肤能接触到的护理人员的衣物也应该是纯棉衣物。

保持适宜的温度和湿度

洗澡：洗澡时间宜短不宜长，每次时间不要超过 10 分钟，因为时间长了皮肤内的水分会流失；洗澡水温不宜过热，温水为宜，水太热皮肤水分同样也会流失；洗澡之后用毛巾轻轻吸掉多余的水珠，趁着皮肤湿润，立即涂抹护肤品。

环境：夏季要开空调，让家里的温度适中，孩子的体质和大人不一样，大多比成人怕热、容易出汗。怎么判断这个温度对孩子适中呢？家长摸一下孩子的脖子、胸、背部等部位出不出汗，以他的身体需要为准；冬季室内不要太干燥，可以使用加湿器调节湿度。

正确使用保湿型护肤品

有不少家长习惯海淘润肤霜，怎样给湿疹宝宝选用护肤霜呢？护肤用品分为三类：

乳液（Lotion） 水和油的比例中，水分占得比较高，水分蒸发后会让皮肤更干燥。

霜（Cream） 油分占得比较高，含有一定的水分。

油膏（Ointment） 像凡士林那样油油腻腻的油膏，里面基本上没有水分。

湿疹宝宝所使用的护肤品要尽量选择油膏，夏天可以用乳液。护理湿疹皮肤保湿是基础，做好保湿可以事半功倍。宝宝洗完澡，拭干水珠后，趁孩子皮肤还湿润，家长要把油膏给宝宝从头到脚厚厚涂一层。

要用到什么程度呢？湿疹宝宝每日即便用上 5~10 次也是需要的，当你用手指抚摸孩子的皮肤时，你的手指是发油的，要达到这样皮肤很湿润、很油的程度。

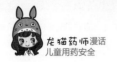

止痒和抗感染

如果宝宝湿疹很痒，医生会开一些抗过敏的口服药，有止痒的功效。护理时注意把孩子的指甲剪掉，以免他抓破皮肤造成感染。

龙猫药师提醒

激素药膏的使用技巧：

（1）人们熟知的 0.025% 的醋酸氟轻松属于含氟的中等强度的激素，不建议给宝宝用。含氟的激素也不建议在宝宝脸上使用，因为其会更容易色素沉着留下色斑。

（2）治疗时尽可能选用低等强度的激素药膏，除非是控制中、重度湿疹的急性发作，此时可以选用强一点的激素。

（3）激素类药膏一般每日 1~2 次。

（4）全身涂抹时，使用面积尽量不要超过体表皮肤面积的 1/3。

（5）使用时间以 5~7 日为宜，同一部位连续使用不超过 2 周。

（6）如果同时使用两种以上的药膏，每种药膏之间涂抹的时间要间隔 30 分钟以上。

正确认识抗寄生虫药

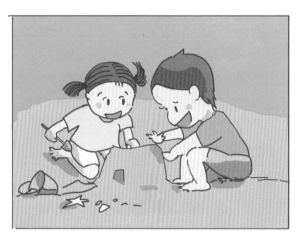
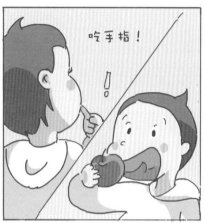

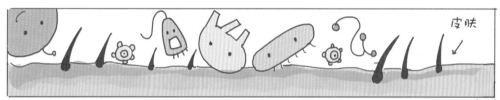

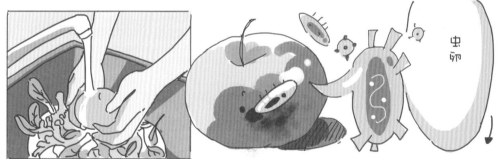

在不干净的水果、蔬菜上会残留虫卵。

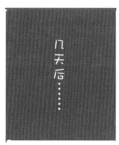
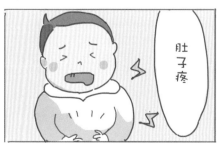
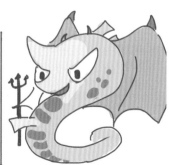

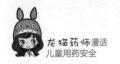
当孩子肚子痛、夜间有磨牙、脸上有虫斑样皮肤病或面黄肌瘦时，很多家长会给孩子自行服用药物驱虫（实际上，消化不良、肠炎等疾病也会引起腹痛，而上呼吸道感染、牙痛、做梦梦吃东西也会引起夜间磨牙等现象）。选用抗寄生虫药是有讲究的，用法不当可能会造成严重的毒副作用。

常用的抗寄生虫药

目前常用的苯咪唑类有两种：阿苯达唑（阿苯达唑片，商品名：肠虫清）和甲苯咪唑（甲苯咪唑片，商品名：安乐士）。这些药的驱虫谱较广，在使用时应根据孩子的年龄、体重来计算药量。以上药物是常用的抗寄生虫药物，不良反应轻微，但也会引起恶心、呕吐及腹痛。近年发现个别患儿使用后出现了一些神经方面的症状：头痛、头晕、情感淡漠、抽筋等。同样的药物，针对不同的肠虫用量和疗程有差异（表2-7，表2-8）。

表2-7 阿苯达唑用药剂量和疗程

药物名	肠虫类型	12岁以下儿童药物剂量	备注
阿苯达唑片（商品名：肠虫清）	蛔虫及蛲虫病	1次顿服1片（200 mg）；蛲虫患儿一次服药后，2周后再服半片重复治疗1次	12岁以上或成人用量加倍
	钩虫病、鞭虫病	每日2次，每次1片，连服3日	
	旋毛虫病	每日2次，每次1片，连服7日	
	囊虫病	每日10 mg/kg，分3次口服，10日为1个疗程，一般需要1~3个疗程。疗程间隔视病情而定，多为3个月	
	包虫病	每日10 mg/kg，分2次口服，疗程1个月，一般需要5个疗程以上，疗程间隔为7~10日	

注：参见阿苯达唑片（浙江万马药业有限公司说明书，其他厂家药品详见对应说明书）

表2-8 甲苯咪唑用药剂量和疗程

药 物 名	肠虫类型	药物剂量	备 注
甲苯咪唑片（商品名：安乐士）	蛲虫病	单剂1片，此病易再感染，最好再用药2周或者4周后分别重复用药1次	成人和儿童均按上述剂量服用
	蛔虫病、鞭虫病、十二指肠钩虫病及混合感染	每日2次，每次1片，连服3日。	成人和儿童均按上述剂量服用
	绦虫病和粪类圆线虫病	成人：每日2次，每次2片，连服3日；儿童：每日2次，每次1片，连服3日	成人和儿童使用剂量不同

注：参见甲苯咪唑片（西安杨森制药有限公司说明书，其他厂家药品详见说明书）

2岁以下孩子能服用抗寄生虫药吗？

2岁以下宝宝的肝、肾等器官发育尚不完善，尤其是肝脏内的各类消化酶分泌量较少，不足以分解所有的药物。大多数抗寄生虫药服用后，需经肝脏分解代谢或经肾脏排泄。因此抗寄生虫药大多标明婴儿禁服或慎服字样。2岁以下儿童防治肠道寄生虫病的最好方法就是注意生活卫生，切断接触虫卵的来源。如需服药，建议在医生的指导下用药，家长不要自行给宝宝服药。

服用抗寄生虫药的常见误区

误区一：仅仅依据虫斑、磨牙、腹痛就判断孩子肚子里有虫

当孩子面部出现虫斑、夜间磨牙或者腹痛时，家长常认为孩子肚子里有虫，于是自选抗寄生虫药给孩子服用。实际上，消化不良、肠炎等疾病也可能会引起腹痛。引起磨牙的原因也有很多，上呼吸道感染、牙痛、做

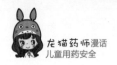

梦梦见吃东西也会引起夜间磨牙等现象；有些孩子存在不同程度的牙颌畸形，上下牙咬合不合拍，也会引起磨牙现象；还有一些孩子因为情绪不稳定，出现夜间磨牙现象。

误区二：自行选用抗寄生虫药

部分家长认为抗寄生虫药是非处方药物，一定很安全，就自行选用给孩子吃。大多数抗寄生虫药服用后，需经肝脏分解代谢或经肾脏排泄，尤其2岁以下的宝宝，其肝、肾等器官发育尚不完善，因此抗寄生虫药多标明婴儿禁服或慎服字样。在给儿童用药之前，先要明确孩子肚子里是否有虫，以及肠虫类型。

误区三：驱虫前不做粪便化验

即使是2岁以上的儿童，使用抗寄生虫药前也必须化验大便，弄清体内有无寄生虫，是哪种寄生虫，针对性地选择药物，在医生指导下用药是很有必要的。

盲目自行驱虫，不仅可能使寄生虫产生耐药性，给以后驱虫增加困难，还有可能因为驱虫不当使蛔虫窜进胆道引起急性胆道蛔虫症；抗寄生虫药可激发虫体游动、乱窜或扭结成团，加重腹痛，个别患儿甚至会发生胆道蛔虫或肠梗阻，使病情加重和复杂。

服用抗寄生虫药小技巧

（1）以前服用这类药物要忌口，目前的抗寄生虫药不需要严格忌口。

（2）抗寄生虫药对胃肠道有一定的影响，所以饮食要特别注意定时、定量，不要过饱、过饥。

（3）驱虫后要多喝水，多吃含植物纤维素的食物。水和纤维素能加强胃肠道的蠕动，促进排便，可及时将被药物麻痹的肠虫排出体外。

（4）患钩虫病及严重的蛔虫病的孩子多有贫血，在驱虫后多吃些红枣、瘦肉、动物肝脏等补血食品。

（5）夏季进食生冷蔬菜和水果最多，感染蛔虫卵的机会也大；到了秋季，幼虫长成成虫，都集中在小肠内，此时服用抗寄生虫药可收到事半功倍的效果。

（6）抗寄生虫药最好在空腹或晚上睡前服用，并按大便情况，适当给予泻药，以促虫体排出。某些抗寄生虫药具有一定的毒性，应用时必须注意剂量。

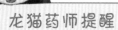

龙猫药师提醒

　　预防肠道寄生虫病要从平时教育孩子注意个人卫生入手，让孩子养成饭前、便后洗手，不吃不洁食物等卫生习惯。

细心家长别犯这些错

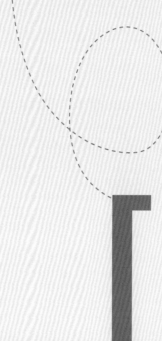

- 不看说明书，随意给孩子服药
- 不注重服药方式，随意乱服
- 药物储存误区多，影响药效
- 不重视皮试测试，匆忙用药
- 滥用抗生素，小心无药可用
- 保健药物随意用，不按医嘱危害大
- 迷信输液好得快，不知其中隐患多
- 鱼油、鱼肝油分不清

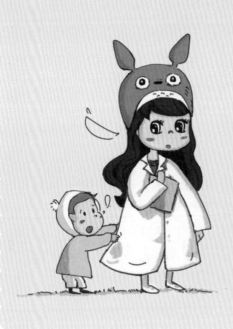

不看说明书，随意给孩子服药

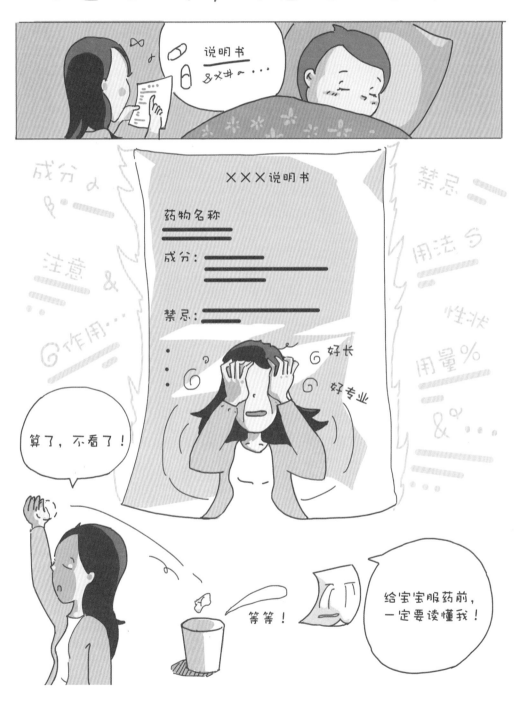

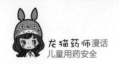
服药前，有多少人会仔细研读药物说明书？生活中我们常见到：在给孩子买玩具时，我们会研究孩子的玩具怎么使用；在给孩子买辅食时，我们会仔细看说明书里有关产品的营养成分；在给孩子买衣服时，我们会仔细看吊牌说明确认布料是不是纯棉……但在给孩子喂药时，很多家长却没有养成仔细阅读药物说明书的习惯。

药物说明书就像药物的商品介绍，里面包含了药物的独特信息。不认真看清药物说明书，不了解这个药物，不仅病治不好，可能还会给孩子带来伤害。

我们都知道服用药物是件很谨慎的事情，但是为什么还是没有养成服药前阅读药物说明书的习惯呢？肯定不是妈妈们不关心孩子的用药，也不是认为药物说明书不重要，而是药物说明书不同于一般的产品简介，它的说明文字有一定专业性，看上去很复杂，因此家长认为即使看了也看不懂。

事实上，药物说明书没有大家想得那么难懂，只要花几分钟耐心读一读，就会避免很多用药误区和错误。

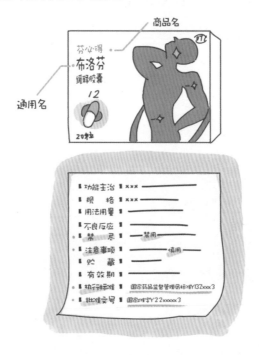

药物名称

药物说明书第一项就是药物名称,包括通用名(中文汉字、拼音、英文)、商品名和化学名,这就像人有学名、乳名、笔名一样。

药物的通用名:是国家药典采用的法定名称,是在全世界都可以通用的名称,不论哪个厂家生产的同一种成分或相同配方组成的药物统一通用名称,上图中布洛芬就是药物通用名。

药物的商品名:是指经国家药品监督管理部门批准的特定企业使用的该药物专用的商品名称。如果将通用名比作孩子学名的话,那么商品名就像是企业给孩子取的爱称,用来区别其他厂家生产的同类产品。

只要弄清楚药物的通用名,能有效避免重复用药,商品名各有不同,同一种化学成分的药却只有一个通用名。

药物成分

有些药物是单方制剂,如布洛芬混悬滴剂(商品名:美林)的主要成分是布洛芬;有些药物是复方制剂,如酚麻美敏混悬液(商品名:泰诺)主要含有4种成分:对乙酰氨基酚、伪麻黄碱、右美沙芬、氯苯那敏。

因此在多种药物服用时,一定要注意看看是不是含有重复成分,避免药物服用过量。

药物规格

液体药物的剂量表示方式一般是"毫升(ml)",固体药物的剂量表示方法一般是"毫克(mg)"。

儿童药物用量,一般是根据孩子的体重和体表面积来个体化给药,因此家长们经常遇到不是用整片或整粒的情况,这个时候就需要看懂药物规格进行简单换算。

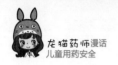
　　每种药物的包装上都会写规格，如氯雷他定片（商品名：开瑞坦）10 mg×6 片：10 mg 是每片的剂量，6 片是这盒药中的数量。

　　当医生注明每次服用 10 mg，就说明每次应该服用 1 片氯雷他定；当孩子体重小于或等于 30 kg 时，医嘱：5 mg/ 次；每晚 1 次。进行简单换算后即一次服用半片，每日服用 1 次（晚上服用）。

适应证

　　相当于产品功能，告诉我们药物可以用于治疗何种疾病，改善或者缓解哪些症状。比如布洛芬的适应证是：用于婴幼儿退热，缓解由于感冒或流行性感冒等引起的轻度头痛、咽痛及牙痛等。

　　一定要注意药物的适应证，并且判断清楚病症，只有对症下药，才能达到治病的目的。

用法用量

　　这也是服用药物时大家最关注的，涉及"每日吃几次""每次吃多少""什么时候吃""以什么方式吃"等具体的操作问题。不同的药物会有不同的用法，一定要分清楚每个专业名词背后的具体词意，如"每日吃 3 次"不完全等同于"每 8 小时服 1 次"。

服用时间的讲究

　　饭前服：指用餐前 30 分钟服用。

　　饭后服：指用餐后 15~30 分钟服用。一般对胃肠道有刺激的药物多建议饭后服用，如布洛芬等。

　　饭时服：指用餐的同时服用。

　　睡前服：是指睡前 15~30 分钟服用。如催眠药，在药物生效时使患者迅速入睡。须注意的是睡前服药后要稍做活动，然后再卧床休息，不宜服药后立即卧床，以免药物滞留在食管，引起食管溃疡。

空腹服：是指清晨或饭前 1 小时或饭后 2 小时服。有的药物空腹服用能够迅速进入肠道，保持高浓度，药效发挥得好，例如一些收敛止泻药物（如蒙脱石）、保护胃黏膜的药物（如硫糖铝）等。

服用间隔的讲究

顿服：是指将一日的用药量一次性服下。

每日 3 次：是指早、中、晚服用，最好做到每隔 8 小时服用。

每 12 小时服用 1 次：对时间间隔要求比较高，早上 8 点服用，晚上就 8 点服用，早上 7 点服用，晚上就 7 点服用。

禁忌/注意事项

这是为了避免药物给人体带来的损害，明确告诉患者哪些情况不能用、哪些事情不能做。阅读药物用法、用量的人很多，但是仔细关注药物禁忌 / 注意事项的人却不多。如果这些内容被忽略，容易造成严重的不良反应，甚至危及生命。

看禁忌时，应注意辨别药物说明书中的"禁用""忌用""慎用"这三个词，三者含义大不同。

禁用：绝对不能使用，这是对用药最严厉的警告，否则引起的后果可能非常严重。例如：对青霉素有过敏反应的人，就要禁止使用青霉素类药物；喹诺酮类药物 18 岁以下患者禁用。

忌用：某些药物对某些个体差异较大的患儿可能出现严重不良反应，因此没有足够把握时要避免使用。例如：服用洋地黄时忌用钙剂。

慎用：慎用是告诉患者，有些人可能对此种药容易产生不良反应，并

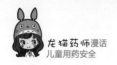

不是说不能使用，提醒患者服用该药时要小心谨慎。在服用之后，必须细心观察患者用药后有无不良反应出现。如有就必须立即停止服用，如果没有则可以密切观察继续服用。

不良反应

不良反应是指按正常用法、用量应用药物预防、诊断或治疗疾病过程中，发生与治疗目的无关的有害反应。

不良反应发生条件是指按正常剂量与正常用法用药，而不是大家认为的是因为药物滥用、超量误用、不按规定方法使用药物及质量问题等情况所引起的反应。这就像人们一样，既有优点，又有缺点，不可避免。

药物使用说明书上所列举的不良反应，不是每个人都会发生，除了常见不良反应，一般发生率较低。不要看到说明书上列了一大串不良反应就不敢用药了，在用药时出现不良反应，如果反应轻微而又需继续治疗的，可以一边治疗一边观察，同时向医生及药剂师咨询，如果发生较严重的反应要立即停药到医院就诊。

药物的贮藏

经常有人会问密封、密闭有什么区别？阴凉处和凉暗处一样吗？遮光、避光呢？了解这些专业词汇的真正含义，大家可以更方便、正确地储存药物（参见药物剂型和喂药技巧）。

药物的有效期

如果家里备有儿童药箱，那么家长在给宝宝使用储备药物时，一定要检查一下有效期，确保药物在有效期内。

按国家有关规定，药物有效期是按照年、月、日的顺序标注。有效期若标注到日，应当为起算日期对应年、月、日的前一天；若标注到月，应当为起算月份对应年月的前一月。例如：

有效期至 2016 年 12 月 31 日，代表药物可使用至 2016 年 12 月 30 日。

有效期至 2016 年 12 月，代表药物可使用至 11 月底。

批准文号

批准文号是药物"身份证号"，具有唯一性，可以在国家食品药品监督管理总局的网站上核实，没有批准文号或文号不符，均可作假药投诉。

龙猫药师提醒

（1）买回药物时，不要将药物包装盒和药物说明书扔掉，要一直保存到药物用完，随时可供阅读和查询。

（2）药物说明书不是一成不变的，药物说明书也在不断地修订完善，补充新的数据和建议，指导更准确、更安全地用药。

不注重服药方式，随意乱服

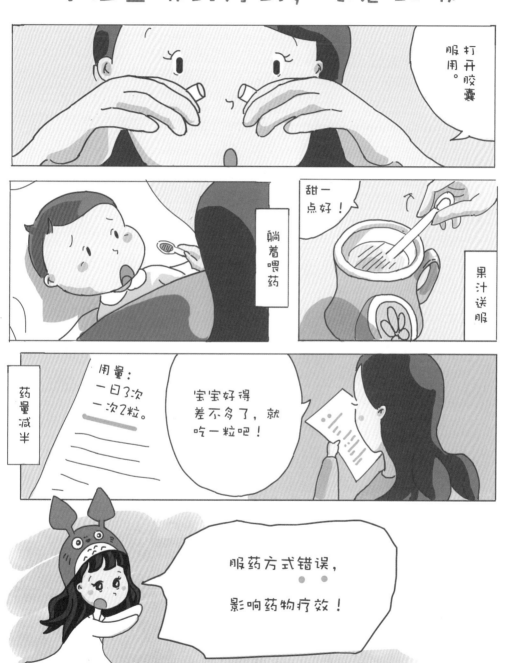

当选择好药物后,服药方式也很重要。错误的服药方式、服药姿势、送服水量、药剂量、服药疗程等都极可能让药物疗效大打折扣。

服药方式不对

婴幼儿吞咽功能还没有发育完全,有些药物体积太大,不方便整片吞服;有些婴儿根本不会吞咽片剂;一次服用的药量孩子吃不完……在这些情况下,家长们感到困惑:药片能碾碎了给孩子吃吗?

普通片剂在一般情况是可以切开甚至碾碎给孩子服用,但以下几种剂型不能破坏药物的整体结构进行服用。

肠溶衣　比如常用的阿司匹林[①]是包裹肠溶衣的片剂,肠溶衣除了掩盖药物苦味外,还具有使药物不在胃内溶解的功能。肠溶衣遇到胃酸不会被破坏,只有进入小肠后遇到呈碱性的肠液才被溶解,其目的是为了使药物在小肠中被吸收或直接起作用。

阿司匹林刺激性强,在胃内溶解后会损伤胃黏膜,尤其是儿童的胃黏膜更容易受到损伤;而另一类肠溶衣片剂虽然没有很强的刺激性,但是遇到胃酸被溶解后则会降低或完全失去疗效,像红霉素、麦迪霉素、蛋白酶等。因此,在服用肠溶衣片剂时,不能将它们研碎。

缓释片剂　缓释片剂的特点是进入人体后缓慢释放,药效保持的时间较长。如果碾碎,就不能发挥其缓释的作用,从而影响药效。

双层糖衣片　有些双层糖衣片剂,外层是糖衣,而内层是肠衣,这种片剂的作用是外层要在胃内发挥助消化作用,而内层则需要在肠内发挥作用。如双层糖衣包裹的多酶片,内含淀粉酶、胃蛋白酶、胰酶,淀粉酶和胃蛋白酶在外层,胰酶在内层,如果把药片碾碎服用,则会使胰

---

① 编者注:阿司匹林不能作为儿童解热药使用,但可以用于治疗其他儿科疾病。

酶失去保护作用，而且胰酶留在口腔里会刺激口腔黏膜，有可能导致口腔溃疡。

胶囊 有些家长嫌胶囊不易吞服，干脆把胶囊打开将其中的药粉倒出来服用。其实这种服药方法也是不正确的。一些胶囊具有肠溶性质，肠溶胶囊保护药物免遭胃酸的破坏，到肠道以后药物被吸收而发挥治疗作用。如果把胶囊中的药粉倒出来服用，一些刺激性的药物有可能还会灼伤口腔与食管，对患儿身体造成额外的损伤。

咀嚼片 有些药必须要整片吞服，而咀嚼片却一定要嚼碎服用。不少人分不清楚吞服、嚼服这两种服药方式的差别。我们一般服用的药片除了含有主药外，还含有崩解剂等辅料，所以药片在胃中会逐渐崩解、溶解、吸收，而起到治疗作用。

因此，服用一般药片可整片吞咽，不需要嚼碎，但咀嚼片这种特殊剂型的药物只有嚼碎后才能更好地发挥效能。

例如，孩子补钙用的钙片，需要嚼碎成更小的颗粒吞咽，钙补充效果更好；治疗胃酸过多和溃疡病的复方氢氧化铝（片剂）等，嚼碎后进入胃中可很快使氢氧化铝等药物在胃壁上形成一层保护膜，从而减轻食物和胃酸对胃壁溃疡的刺激；又如酵母片，因为含有较多黏性物质，如不嚼碎会在胃内形成黏性团块，影响药物吸收，所以应嚼碎服用。

服药姿势不对

大部分家长给孩子服药时，比较注意药物剂量和服药次数，但很少有家长知道服药姿势错误也会影响药效的发挥。

直立或端坐方式 适合大多数口服剂型药物。这个姿势服药，可使药物顺利通过食管进入胃肠道。

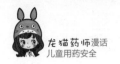

直立姿势　如治疗骨质疏松①的双膦盐酸类（阿仑膦酸钠等），可刺激食管炎、食管溃疡、食道糜烂。为将药尽快送至胃部，必须以直立姿势服药，同时在服药之后仍须保持上身直立半小时以上，同时饮水 200 ml 以上。

半卧位含服　使用缓解心绞痛的硝酸甘油（舌下含片），若患儿站立含服，可能因产生直立性低血压，头部一时缺血而昏倒，因此最好采取半卧位含服。这种姿势能使回心血量减少，利于心绞痛较快缓解，又可避免引起低血压的危险。

坐位服药　如使用哌唑嗪、特拉唑嗪等药物降血压时，易发生直立性低血压，首次给药或加大剂量时，应坐位服药后立即躺卧；服用起效快的安眠药（如咪达唑仑、唑吡坦等），应在临睡时坐位服药后躺下，以免发生意外；卧病在床的患儿，如果是仰卧吞服片剂或胶囊，一方面药物有可能会贴附于食管壁，刺激食管黏膜，引起炎症和溃疡；另一方面药物可能延迟进入胃肠道，也将会影响疗效。因此，患儿最好在大人帮助下，采取坐位服药，并随后稍做轻微活动再卧床休息。

送服水量马虎

介绍完服药方式、服药姿势，送服水量也有讲究。

一般情况送服水量　一般的口服剂型通常用 150~200 ml 水送服。送服的水量太多会稀释胃液，加速胃排空，反而不利于药物的吸收。

大量送服水量　一些特殊药物，为了减弱其毒性，避免其对器官特别是对肾脏的损伤，要求服药后每日必须饮水 2 000 ml 以上。比如：在服用

---

① 编者注：不仅老年人存在骨质疏松，儿童也会患骨质疏松，2013年国际临床骨测量学会对儿童骨质疏松症的诊断标准进行了修订。文中举例用的阿仑膦酸钠这个药物不适用于治疗儿童骨质疏松。

抗痛风药后[①]，应大量饮水（每日 2 000~2 500 ml），以降低黄嘌呤结石及肾内尿酸沉积的风险；服用了排尿结石的药后，也须大量饮水，保持一日尿量 2 500~3 000 ml，以冲洗尿道，稀释尿液，降低尿液中盐类的浓度和尿盐沉淀的机会。

少饮水或不饮水　有些药物则需要少饮水甚至短时不饮水。如氢氧化铝凝胶、硫糖铝、胶体果胶铋这些保护胃黏膜药，在服用前后半小时内，不宜喝水，否则影响药效；复方甘草合剂、止咳糖浆、川贝止咳露这些镇咳药，服药后也不宜马上进水。

注射、口服分不清

有些人认为注射剂比口服药纯，肌肉和血管里都能打进去，吃下去肯定没有问题，于是自作主张便把针瓶敲开口服；还有的孩子打针怕疼，家长就把针剂药让孩子口服。这种注射、口服不分的鲁莽行为，非但不能起到治疗效果，反而有可能对身体造成伤害。

注射剂相比口服剂，可以不经过胃肠道吸收过程直接进入血液循环，迅速发挥治疗作用，特别是对于急、重患儿的抢救起效较快。

药物是否制成注射剂型，是由药物本身性质决定的，注射液绝大多数不能口服：有些药物成分容易被胃酸和消化酶分解破坏，若口服则会降低药效，影响治疗；有的药物成分对胃肠道有刺激性，口服会引起恶心、呕吐，甚至腹痛、腹泻等胃肠道反应或过敏反应，制成注射剂后可避免胃肠道反应；有的药物由于给药途径不同，治疗的病症不同，如硫酸镁注射液用于

---

① 编者注：原发性痛风是体内的嘌呤代谢紊乱导致的，儿童期生长发育快，嘌呤代谢也快，会有痛风出现；继发性痛风，一般是继发于肾脏的病变，体内的尿酸排出障碍，像肾炎、肾病综合征严重时期，或者是血液系统疾病，溶血、白血病导致的短期内大量细胞破坏等。

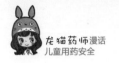
抗惊厥、镇静，如果口服则相当于泻药。

服药剂量错误

家长看着孩子生病，求愈心切，认为加大用药剂量能使疾病早日痊愈，盲目给孩子加大服药剂量。用药剂量大，其毒副作用也越大，严重的会导致急性或蓄积性药物中毒，建议家长在给孩子服药前要仔细检查药物袋上的名字、日期及用量，注意是饭前服用还是饭后服用，不可随意增加或减少药量。

服药疗程错误

当病情得到控制，有些家长认为缩短服药的疗程，孩子可以少遭受药物的不良反应，于是当症状得到缓解时就立马停止服药。药物长期服用会增加不良反应的发生率，但某些药物在长期服用时骤然停药，可能引起原有疾病的复发或"反跳"①，甚至发生意外，严重者可造成死亡。服用药物能否直接停服，应遵从医嘱，在医生或药师的指导下减量或停服，避免直接骤然停药，以免产生严重后果。如癫痫患儿需要长期服用药物来进行治疗，癫痫常用药物苯妥英钠、苯巴比妥等药物长期使用后骤然停药，会导致癫痫频频发作，甚至出现癫痫持续状态；另外出血患儿连续应用抗血凝剂，骤然停药后则可出现反跳性血液高凝状态及并发血栓形成。糖皮质激素类药物如泼尼松、地塞米松等，长期服药突然停药或者减量过快时，可使病情出现"反跳"现象，患儿发生感染、创伤、出血等，诱发肾上腺危象，甚至发生意外导致死亡。

---

① 编者注：反跳现象，又称撤药综合征是指长时间使用某种药物治疗疾病，突然停药后，原来症状复发并加剧的现象，多与停药过快有关。

服药期间要忌口

服用中药要忌口这是大家熟悉的，在服药期间，食用了忌食的食物，有的可降低药物的疗效，有的可加重病情。其实不少西药也是如此。

服用阿司匹林时忌果汁混服，果汁会加剧阿司匹林对胃黏膜的刺激，引发胃出血。

服用布洛芬时忌饮咖啡和可乐，咖啡和可乐会加剧布洛芬对胃黏膜的刺激，易使患儿发生胃出血或胃穿孔。

服用抗生素时忌饮牛奶与果汁，牛奶可降低抗生素的活性，果汁可加速抗生素的分解。

服用钙片时忌食菠菜，菠菜中含有草酸钾，使钙离子沉淀，不仅妨碍人体对钙的吸收，还容易生成草酸钙结石。

服用抗过敏药时忌食奶酪和肉制品，因为奶酪和肉制品会造成组胺在人体内的积蓄，使患儿出现头晕、头痛、心慌等不适症状。

服用止泻药时忌喝牛奶，牛奶不仅会降低药效，其所含的乳糖成分还可能使腹泻症状加重。

服用苦味健胃药时忌吃甜食，由于苦味健胃药是依靠其苦味刺激人的味觉和胃黏膜来发挥药效，若在此期间食用甜食，会掩盖药物的苦味，降低药效。

服用利尿药（如呋塞米）时忌食香蕉，由于香蕉含有丰富的钾，其血钾浓度会变高，易出现乏力、呼吸困难。

服用益生菌制剂时忌喝热水，酶中的活性蛋白质遇热后会凝固变性，失去其调理作用。

药物储存误区多，影响药效

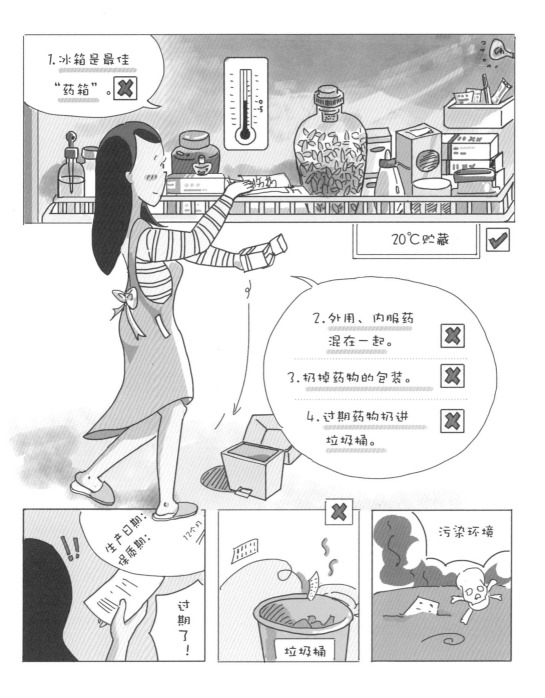

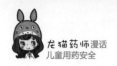

在儿童常见病高发时节，儿童医院就诊排队长，大部分家长多多少少会在家中备一些常用药物。家长虽然比较关心药物的用法用量、有效期，却往往忽略药物的保存条件和贮藏地点。不正确的药物贮藏方式常常会影响药物的有效性，加速药物变质或降低药物的疗效，尤其是已打开包装使用，而又没用完的药物，更要妥善保存。药物存放的地方尽量避免孩子能拿到，谨防儿童误服、误用。

药物发生变质的"信号"

如果发现家里药物出现以下现象，代表其已经变质，必须弃用（表3-1）。

表3-1　药物发生变质的"信号"

药物剂型	可能出现的情况
片剂	花斑、发黄、发霉、松散或出现结晶
糖衣片	表面已褪色露底，出现花斑或黑色；开始崩裂、粘连或发霉
颗粒剂	受潮、结块或溶化、变硬、发霉
胶囊剂	软化、碎裂或表面发生粘连现象
丸剂	变形、变色、发霉或臭味
糖浆剂	液体不澄清，出现絮状物、沉淀物，甚至发霉、变色，或产生气体
软膏剂	出现油、水分层或有异臭
滴眼剂	一般都要求澄清，不得有纤维，也不能有混浊、沉淀、变色等现象，否则可认定为变质

药物保存常见误区

误区一：外用药和内服药放一起

很多家庭都有小药箱，基本上都是将常用药堆放在一起，实际上这样很不科学。一是因为药物长期存放过程中在温度、湿度等环境因素的作用下，会产生复杂的物理、化学和生物化学的变化，外用药和内服药堆放在一起会互相产生影响；二是有可能混淆药物的用药方式，造成伤害，如外用药炉甘石洗液外观很像草莓口味的混悬液，造成误服。

误区二：冰箱是储存药物最好的地方

药物常因光、热、水分、空气、酸、碱、温度、微生物等外界条件影响而变质失效。不同的药物贮藏的条件不同，避光、干燥、阴凉、密封是保存药物的四大要素。以温度为例：

常温下贮藏：在 0~30℃的环境下贮藏。

置于阴凉干燥处：意指将药物贮藏在 0~20℃的干燥地方。

2~8℃冷藏：表示要放在冰箱中冷藏。

可以放入冰箱的药物

针剂　与片剂相比，针剂的稳定性相对较差，因此很多针剂应该放入冰箱保存。尤其是一些特殊药物，如胰岛素、白蛋白、乙肝疫苗、益生菌制剂等生物制品，一年四季都需要在冰箱的冷藏室贮藏，否则会失效，甚至产生对人体有害的物质。

栓剂　栓剂在高温条件下，容易软化而不方便使用，因此，放入冰箱后，使栓剂处于硬化状态，便于使用。

混悬剂　以粉末状盛装在容器内的药物，在未冲泡的状态下，室温下的保存期为标示的有效期。一旦加水后，其保存期限就会缩短，一般不超过 15 日，因此应放置在冰箱中冷藏。

外用药物　滴眼剂、滴鼻剂、滴耳剂、洗剂和漱口液等，在夏季宜放置在冰箱中冷藏，以获得较长的保存时间。

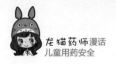

不可以放入冰箱的药物

糖浆剂　在过低的温度下，可能会降低药物的溶解度，导致药物浓度与原先标注的不符。

乳膏　保存温度过低可引起基质分层，影响软膏的均匀性与药效。

所以，这两类药物一旦开启，应在短时间内用完，同时宜放于室内阴凉通风处。

误区三：开封后仍然参照包装有效期

开封前的保存期可至药物标示的有效期，药物一旦开封其有效期会因为贮藏条件变化而发生相应变化，任何药物在开封后应尽快用完。

片剂、胶囊等容易干燥、破裂；颗粒剂、滴丸等药物容易吸潮，这些药物开封后应尽快服用完毕，一般应在3~6个月内用完；液体剂应在疗程期间服用完毕，尤其糖浆剂更容易滋生细菌，即使药物开启后冷藏保存，也不适合长期储存，应尽快用完。

误区四：不重视药物自带的包装

小药盒是为了方便服药做出的新设计，目的是方便人们在短时出门或者变换地点时服药，但部分人喜欢把一星期的药甚至更长时间的药全部放在一个小药盒里。丢掉药物原包装把药物长期混放在一起的做法是错误的。

药物本身的包装都经过了严格测试和审批，有利于药物的储存。目前市面上的小药盒并没有经过像药物包装那样严格的检测和审批。因此，丢弃原来的包装，可能会影响药物的稳定性及药效。同时，将不同的药物混在一起，相互之间容易串味甚至发生反应。目前大多数药片都采用铝箔独立包装，可以将药片连同它的包装"外衣"一起剪下来后再放到药盒里。

误区五：过期药直接扔进垃圾箱

有些家长会定期查看药物有效期，把过期药丢弃至垃圾桶。过期药物不同于普通废弃物，随手扔到垃圾箱除了会污染环境，还会被其他人捡走使用，甚至"回收"制成新药出售，危害极大。

过期药物一定要由相关部门正式回收销毁，才能杜绝后患，更多地要在社区设置过期药物回收箱。

非处方药物滥用

非处方药物是不需要凭医师处方即可自行判断、购买和使用的药物。

不管是处方药物，还是非处方药物，任何药物都有不良反应。非处方药长期、大量使用也会导致不良后果。遵循能不用就不用，能少用就不多用；能口服不肌注，能肌注不输液的原则。

非处方药物的滥用除了广告的宣传，以及轻信别人的推荐外，最重要的原因是老百姓们觉得非处方药物十分安全。

非处方药可以由处方药转变而来。经过长期应用、公认确有疗效的处方药，若证明非医疗专业人员能安全使用，经药政部门审批后，即可转变为非处方药，但非处方药的鉴定并非一成不变的，每隔3~5年还要进行一次再评价，推陈出新，优胜劣汰，确保非处方药物的有效性和安全性。随着医药科技的发展，新药大量上市，对每一种非处方药的认识也在不断深入，会将那些药效更好，更安全的非处方药增补进去，并淘汰一部分不良反应严重的非处方药。

不重视皮试测试，匆忙用药

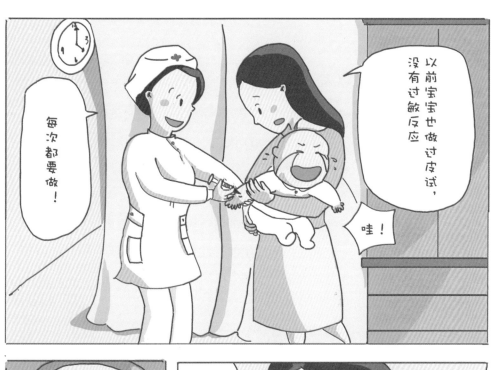

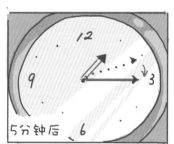

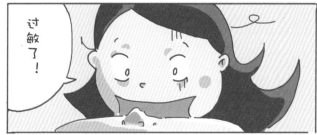

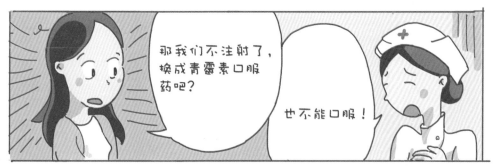

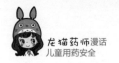
　　青霉素是临床应用广泛的重要抗生素，也是世界上第一个应用于临床的抗感染类药物。青霉素类药物使用前需要做皮试，是众所周知的常识。在临床工作中，发现很多家长仍然存在青霉素认识的误区。

青霉素过敏的迟发反应

　　青霉素是一种常用的抗菌药物，其最大的不良反应是过敏反应致休克，过敏性休克除伴有一些过敏相关的症状之外，还会有出汗、面色苍白、脉速弱，四肢湿冷、发绀，烦躁不安、意识不清或完全丧失，血压迅速下降乃至测不出，脉搏消失，最终导致心跳停止等临床症状。为了预防过敏反应的发生，使用前必须先做皮试，皮试结果呈阴性才可使用，但值得注意的是：过敏反应不一定都是即刻发生的，发生时间因人而异，有的在使用青霉素时即刻就会出现过敏反应，有的甚至在持续用药的情况下 2~20 日后才出现过敏反应。

　　这种迟发型的过敏反应往往容易被忽视，所以尽管孩子青霉素皮试做出来是阴性，无论以前是否输注过青霉素，进行青霉素治疗时仍不能掉以轻心，切勿以为皮试阴性就万无一失，要对过敏反应有着充分的认识。

即便做过青霉素皮试是阴性，再次注射时也需要重复皮试

　　根据《中华人民共和国临床用药须知》要求：注射青霉素前需主动告知医生有无药物过敏史，需要长期注射青霉素药物的患儿，在更换同类药物或不同批号或停药 3 日以上，都需重新做皮试实验。建议在每次注射青霉素类药物前都做 1 次皮试，以确保安全。

　　临床使用青霉素类抗菌药物时，不管是否进行了皮试，或皮试是否为阴性，用药后 1 小时内都应严密观察，注射后还要求患儿留在注射室观察一段时间，以防意外，一旦出现过敏反应征兆，须立即进行处理。

青霉素类药物不管注射还是口服，都要皮试

阿莫西林是老百姓比较熟悉的抗生素，甚至很多人一旦发生感染就会想到服用阿莫西林，如果家里药箱还有上次就诊剩余的阿莫西林就直接拿来服用了。口服阿莫西林的过敏反应包括全身发痒、呼吸困难等症状。根据《抗菌药物临床应用指导原则》规定，青霉素类药物无论是采用肌注、点滴还是口服给药途径，用药前必须先做青霉素皮肤试验。过敏性休克一旦发生，应立即停药并及时带孩子去医院就医。青霉素皮试为阳性的患儿，可在医生指导下选用其他替代药物。另外，如果青霉素皮试显示是阳性的患儿，头孢菌素类药物使用也要十分谨慎，头孢菌素类抗生素与青霉素类抗生素存在交叉过敏性。

青霉素皮试结果不存在百分百准确

药物皮试的结果大部分是准确的，但在个别情况下也会存在假阴性和假阳性。所以，即使孩子药物皮试是阴性，家长也不能掉以轻心，在用药期间或用药后，要密切观察，一旦察觉孩子身体异常或不适，如皮肤红肿、发痒、胸闷、恶心、怕冷等症状，要立即通知医护人员，及时抢救。

皮试结果存在假阴性和假阳性的原因

（1）药物原因：患儿皮试前服用了抗过敏药物或含有抗过敏成分的药物，可能掩盖皮肤发痒、红肿等过敏现象，出现皮试假阴性。此时如给予正常剂量药物，有可能出现皮疹、药物热、血管神经性水肿、过敏性休克等。因此服用过抗过敏药的患儿应停药一段时间后再做皮试，以确保皮试结果的准确性。

（2）消毒剂的影响：皮试前用安尔碘等消毒剂对皮肤进行消毒，可能使一部分患儿局部皮肤受到刺激，从而造成是皮肤过敏的假象，影响皮试

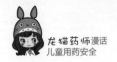

结果的判断，出现假阳性。

（3）皮试液的配置时间：皮试液要求现用现配，如果存放时间过长，可能导致过敏原的含量增高或有效成分分解，影响皮试结果。

（4）皮试液的浓度：皮试液浓度不准确，是导致皮试结果出现偏差的主要原因。

（5）自身因素的影响：有些家长性格比较急，没到观察皮试结果的时间，就要求查看皮试结果。

滥用抗生素，小心无药可用

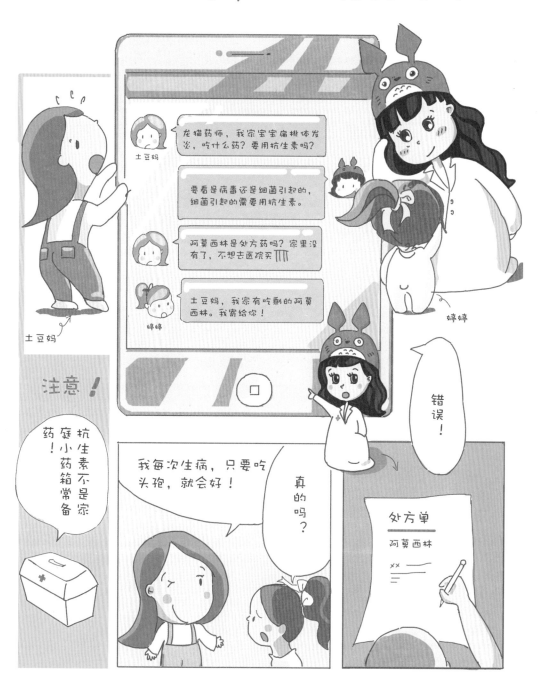

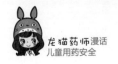
我们常见的阿莫西林、头孢、青霉素等药物，有一个共同的名字——抗生素。

抗生素对细菌等微生物引起的疾病有非常好的疗效；但同时，它也有不能忽视的弊端——造成部分微生物的耐药性，这都和抗生素的作用机制有关。

漫画中的场景是不是感觉很熟悉，仿佛也发生在你身边？龙猫药师为大家一点一点分析这段对话里所存在的诸多误区，希望帮助大家树立正确的用药理念。

汝之蜜糖，彼之砒霜

同样是扁桃体炎，为什么有人需要服用抗生素，有人却不需要呢？要想弄清这个问题，得从扁桃体炎的致病原因讲起。

病毒和细菌均可引起急性扁桃体炎。部分扁桃体炎为病毒感染，部分为细菌（如链球菌）感染所致。

怎么区分是病毒还是细菌感染呢？谨慎的方法是在医院做血常规和细菌培养。若尝试不借助任何检查做初步判断，则要综合考虑患儿的病史、症状和一般情况。

细菌感染：如果患儿以发热、咽部疼痛、咽部充血鲜红色，扁桃体肿大并有脓性分泌物为主要症状，则考虑细菌感染的可能性较大。

病毒感染：如果患儿伴有咳嗽、流涕等症状，同时伴有清亮分泌物则病毒感染的可能性比较大，此时的扁桃体红肿是上呼吸道感染的一部分症状。

病毒合并细菌感染：上述两种症状都会出现。

漫画中，虽然土豆妈初步判断自己的宝宝得了扁桃体炎，但是对婷婷有效的抗生素对她的宝宝不一定起效。

若是病毒性感染，不要滥用抗生素。对于细菌感染，也应在医生指导下使用抗生素。

滥用抗生素超级细菌来袭

家长自行给孩子使用抗生素，有时还主动要求医生给孩子输液——这就是典型的抗生素滥用行为。

用抗生素治疗轻度感染时，常常选用口服的方式；而治疗中、重度感染疾病的时候，最初医生会给你开输液用抗生素处方，待病情稳定后就可以换成口服抗生素，在临床上这叫"序贯疗法"。如果可以的话，尽量选择口服药物。

"惜抗生素如金"，这也是医院临床药师一项非常重要的工作。每个月都要针对抗菌药物做专门的处方点评，以控制抗生素的使用率。临床药师们常笑言"在国外买抗生素比买枪支要难"。

抗生素滥用可能会导致细菌的耐药性增加，从而进化出超级耐药细菌。而超级耐药细菌一旦泛滥，将没有任何抗生素可以"对付"它。

也许有人会想：老的抗生素无效了，就用新的抗生素呀，总会有新药出来。可是真的好遗憾，新抗生素的研发速度远远赶不上老抗生素失效的速度，所以大家"且用且珍惜"吧！

抗生素不是家庭药箱里的常备药

漫画中，婷婷提出把吃剩下的抗生素送给土豆妈的孩子。她这样的做法可取吗？我们怎样看待上次生病时吃剩的药物呢？尤其是那些针对上次病情开出的处方药物。

事实上，尽管宝宝每次生病都可能表现出发热之类的相似症状，但不

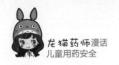
代表患的是同一种疾病，可以吃同一种药——也许前后两次患病是由于不同病因导致的不同部位感染。

医生依据丰富的临床经验分辨孩子的病因以及感染部位，所以抗生素是处方药，需要在医生及药师的指导下合理使用。

经常看到网上有"家庭药箱必备"之类的帖子，大家分享各自的健康经验。其中关于家中常备抗生素这一条，非常不妥当。这容易造成很多人一生病就使用抗生素，无论什么病都用同一种抗生素，甚至为了预防疾病也服用抗生素。

临床药师在点评处方单时，为了减少抗生素使用率花费了很多心血，如果大家能深入了解，大概也会感慨：原来抗生素这么宝贵，不能随意用啊！

效果不明显，急着中途换药

抗生素发挥药效的前提是药物在血液里有足够的浓度，即血药浓度达到有效的水平。如果抗生素疗效不明显，先不要急着更换药物，而要考虑用药剂量、用药时间是否足够。抗生素起效需要一段时间，提早换药不能彻底杀死致病菌，不但无助于患儿病情好转，还会造成细菌对抗生素产生耐药性。

如果诊断明确，选择的药物对症，一般5~7日，最少使用3日后再根据病情发展和药物疗效来判断是否需要更换药物。

抗生素治疗效果不理想还有一种情况，是最初的治疗方案基于经验治疗，如果已测定抗生素药敏试验（即判断对哪种抗生素敏感），试验结果需要一定的时间。那么等药敏结果出来以后，显示对所用抗生素不敏感，那么可以及时换药。

总之，换药时要有临床症状改善不明显、细菌培养结果、药敏结果等证据综合考虑，不能根据父母的直觉判断随意提早更换药物。

选用哪种抗生素？

由于儿童医院门诊量大、就医时间长，有些家长为了方便就想自己给孩子选用抗生素，或者直接网上咨询医生"给孩子选用哪种抗生素"？

为了孩子的健康，呼吁家长不要擅自使用抗生素，选择哪种抗生素需要就诊后由医生判断，普通人看篇科普文章一时半会儿的确掌握不了。为了更好地管理抗生素，即使在药店，也要凭着医生的处方才能购买，而且有些抗生素使用前要做皮试，比如大家熟悉的青霉素皮试。

虽然大家不能擅自选择抗生素，但大概了解一下基本的实用知识还是很有好处的。大多数人不仅不知道滥用抗生素的危害，往往连哪些药是抗生素都搞不清楚，因此滥用了也不知情。

不妨先来看看常用的哪些药是抗生素，并请记住这些药名，不要随便买来使用。它们包括青霉素类（如阿莫西林）、头孢类（如头孢克洛）、大环内酯类（如阿奇霉素）、喹诺酮类（如诺氟沙星）等。

抗生素是把双刃剑，要好好使用它。我们既不能因为害怕而强烈反对，也不能在不该使用的时候滥用它。

预防抗生素滥用绝不只是医务工作者的职责。我们每个人都可能成为诱发、加重、传播耐药菌的一个环节。如果能在其中的任何一个环节做好防范工作，超级细菌产生和传播的速度就会慢下来。

超级细菌

人们把对几乎所有抗生素有耐药性的细菌统称为超级细菌。它能在人身上造成脓疮和毒疮，甚至逐渐让人的肌肉坏死。这种病菌的可怕之处并不在于它对人的杀伤力，而是它对普通杀菌药物——抗生素的抵抗能力，对这种病菌，人们几乎无药可用。

2010年，英国媒体爆出：南亚发现新型超级病菌NDM-1，耐药性极

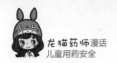
强可在全球范围蔓延。

2013 年以英国为发源地的超级细菌已经开始在多个国家被发现。据美国媒体报道，这种被称为 LA-MASA 超级细菌，主要存在于禽类体内。

2016 年 5 月 26 日，美国卫生官员报告，美国发现首例对所有已知抗生素有抵抗力的细菌感染病例，如果这种超级细菌传播，可能造成日常感染的严重危险。

保健药物随意用，不按医嘱危害大

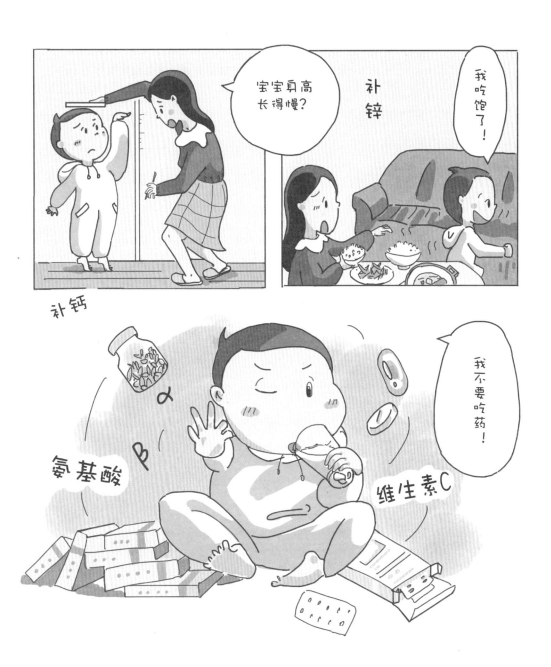

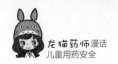

相信不少家长给孩子海淘过"小熊糖",虽然被叫作糖,它其实是一种儿童型复合维生素,口味好而且外形可爱,孩子爱吃,不知不觉就吃了一大把。国外曾出现多例服用小熊糖过量导致维生素中毒的报道,都是孩子趁父母不注意误服所致,所以保健类药物在摆放的时候一定要放在孩子无法触达的地方,有医院接诊过吃掉一整罐维生素软糖的熊孩子。

国外有很多保健药物,如益生菌制剂、钙片、润喉糖都是水果口味,味道好,很受家长欢迎,但这些仍属药物范畴不能随便当糖吃,随意服用或者过量服用都会造成不良后果。

维生素服用过量变毒药

维生素是我们在日常生活中经常接触的保健药物,许多人每日都会服用大量的维生素。尤其年轻父母为了让孩子的身体"不输在起跑线上",在不明了孩子营养状况的情况下,大量补充维生素。人体对维生素的需求是有定量的,过量摄入会中毒。如婴幼儿服用维生素 A,如一次剂量超过 30 万国际单位可引起急性中毒,长期服用 5~10 万国际单位 6 个月左右可发生慢性中毒;维生素 D 过量会造成多脏器点状钙化和多尿;过多服用维生素 E 易引起血小板聚集与血栓形成;维生素 C 属于水溶性抗生素,长期、过量服维生素 C 也可能改变体内维生素 C 的调节机制,导致其体内维生素 C 的含量反而减少,一旦停用可能出现早期维生素 C 缺乏症(如牙龈肿胀及出血等)。

维生素是人体维持正常的生理功能必需的物质,在人体生长、代谢、发育过程中发挥着重要的作用。"水能载舟,亦能覆舟",任何事情过犹不及,因此维生素不能盲目过量服用。

补钙过量影响儿童发育

孩子需不需要补钙，也是父母非常关心的问题。足量钙的摄入对维持儿童、青少年正常的骨矿物含量、骨密度都起着至关重要的作用。基于这个基本理念，年轻父母为了让孩子长得更高，长得更壮，不管孩子缺不缺钙，都补钙。

足量钙的摄入会促进儿童的生长，但是儿童如果补钙过量反而会影响孩子的发育。过量补钙会干扰锌、铁的吸收，造成锌、铁的缺乏，还可能导致身体水肿、多汗、厌食、恶心、便秘、消化不良，严重的还容易引起高钙尿症。因此，儿童补钙应在医生指导下进行。

根据《中国居民膳食营养素参考摄入量表》可以看出，人体对钙的需求量因年龄的不同而各异（表3-2）：

表3-2　婴幼儿每日补钙量

年　龄	补 钙 量（mg/d）
0~6月龄	300
7~12月龄	400
1~3岁	500~600
4~6岁	600~800
10~18岁	1 000~1 300

氨基酸不补脑

氨基酸在医药领域的应用主要是制备复方氨基酸输液，也用作治疗药物和用于合成多肽药物。由多种氨基酸组成的复方制剂在现代静脉营养输液中占有非常重要的地位，对维持危重患者的营养，抢救患者生命起着积极作用。

氨基酸是一种蛋白质水解物，临床上主要针对营养严重不良的患者和

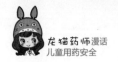
无法通过进食或口服补充蛋白质的患者。后者在进行静脉输液时，还必须将氨基酸同碳水化合物、脂肪等物质搭配输入。患者是否需要补充氨基酸应由专业医师评估并科学地选择药物。

近些年，氨基酸被商家冠以补脑保健、强身健体的作用，抓住家长们的期待和痛点，灌输了不正确的补充氨基酸理念。氨基酸是蛋白质的基本组成单位，虽然它可以参与人体的新陈代谢并提供能量，但并不是优先选择的供能物质。当人体能量不足的时候，供能物质的消耗顺序是糖类、脂肪，之后才开始分解蛋白质产生的能量。只要不是营养不良或者碳水化合物摄入过少，就无需动用氨基酸来提供能量。相反，如果氨基酸或蛋白质摄入过多，机体无法利用，多余的氨基酸还需要分解并排出体外，这会加重肝、肾负担，肝肾功能不好的孩子有可能导致血氨和血尿素氮的增高。

保健品不能替代药物

也有很多家长秉承着"是药三分毒，能不吃药就不吃药"的理念，于是在生病的时候宁愿选择保健品，也不选择药物治疗。如果已经确诊患有某种疾病，药物的疗效肯定比保健品好。

保健品属于食品，具有一般食品的共性，能调节人体的功能，适用于特定人群食用，但不以治疗疾病为目的。有家长觉得孩子吃了某种保健品的确对疾病有明显的治疗作用，那保健品里面可能添加了药物成分，在不明确成分的情况下服用反而更难控制，还不如明明白白服用合适的药物。如果在服用药物的同时服用保健品，要跟医生和药师讲清楚，两者在某些情况下会存在相互影响。

龙猫药师提醒

保健品不能直接用于治疗疾病，它是人体营养补充剂，药物才用于治疗疾病。理性选择保健品，每种保健品都有适宜的人群，选购时应该按照个体差异，认真选择适合的保健品，而不是跟风购买。

关于维生素

（1）不要空腹服用维生素，服用维生素因人而异，应"适合"并"适度"。

（2）生长发育期的儿童，因机体易缺乏日常膳食中含量少的维生素 D，可适当补充。

（3）患上呼吸道感染的儿童可适当补充维生素 C。

（4）喜欢运动的孩子可适当补充维生素 B_1 和维生素 C，以补充由于出汗过多的维生素流失。

关于补钙

（1）哺乳妈妈自己营养充足时，宝宝钙营养也会充足，不必过分焦虑。

（2）据调查显示，11~13 岁青少年膳食钙的比例最低，对于青春发育期的少年，应该给予重视和关注。

（3）奶和奶制品是人体钙的主要来源，也是最佳来源；绿色蔬菜、大豆及其制品也含有较高的钙，可作为钙的补充来源；强化钙的食品也提供部分钙。

关于氨基酸

（1）如果饮食正常能够摄取足够的蛋白质，就没有必要通过输液来获得氨基酸。

（2）氨基酸注射液属于处方药，有明确的适应证，输液需要遵医嘱进行。

迷信输液好得快，不知其中隐患多

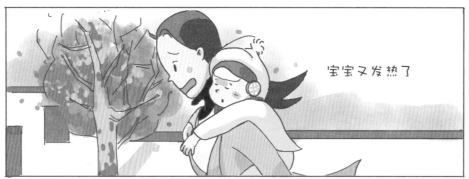

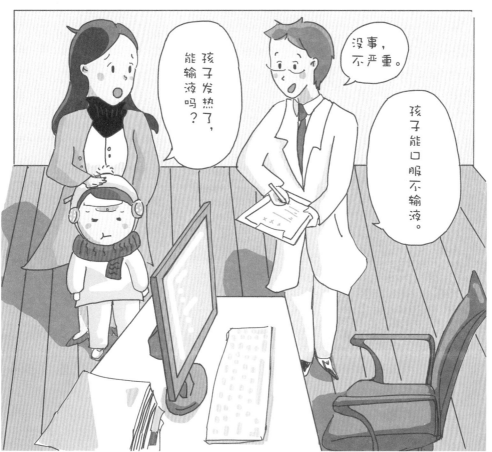

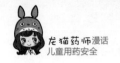
　　老百姓将输液称为"打点滴"或者"挂水"，是由静脉滴注输入体内的大剂量注射液，使用时通过输液器调整滴速，持续而稳定地进入静脉，以补充体液、电解质或提供营养物质。

　　输液作为一种给药方式，自然有其不可替代的作用。但是，不知道从何时起，不论是大人小孩，但凡头疼脑热、身体乏力，人们往往先想到输液治疗。

　　输液是仅对急救患者、重症患者和不能进食的患者使用的"最后给药方式"，在中国，输液却成为一种就医习惯。临床上儿科医生经常会遇到要求为孩子输液的家长，即使在医生解释不需要输液的情况下，家长还是会要求："能否输液，好得快一些？"

　　人们一方面无休止地输液，另一方面却对输液的风险知之甚少。相对于大人，儿童输液更加容易出现危险，静脉输液是公认的最危险的给药方式。

静脉输液的缺点

　　（1）输液操作比较复杂，需要具备一定的技术和用具，还要严格消毒。输液时患儿也会感觉疼痛；输液时间长，孩子会在心理上拒绝医疗。

　　（2）输液针要刺破皮肤、肌肉和血管，稍不注意就有可能发生问题，如感染、刺伤神经、传播疾病等。输液针穿透皮肤屏障，直接把药液输入血液中，需要严格的无菌处理。如果药液在生产或储藏过程中被污染，或者没有使用一次性针头，或者针刺部位的皮肤没有消毒好，就有可能让病毒、病菌进入体内，轻则引起局部发炎，重则病原体随着血液扩散到全身，引起败血症，危及生命。

　　（3）在输液时，大量患儿长时间滞留于一个空间内，特别是抵抗力较差的患儿，容易发生交叉感染。此外部分孩子可能出现静脉输液风险，比如输液反应：患儿突然发冷、寒战、发热，并伴有恶心、呕吐、头痛、周身不适等症状。在临床治疗过程中，输液反应是无法绝对避免的。

（4）任何质量好的注射剂都达不到理想的"零微粒"标准。静脉药液中存在不溶性微粒，这些微粒人的肉眼看不见，进入体内循环系统，不能在体内代谢，有可能造成小血管的堵塞、肉芽肿等不同程度的影响。长期输液常会导致静脉发炎，出现红肿疼痛、局部体温升高，甚至静脉血管硬化等。

儿童患病是否需要输液应由医生判断

现实中，有些家长知道儿童随意输液不好，但是由于缺乏判断儿童是否需要输液的相关医学知识，往往还是选择了输液。

其实，是否选择输液，主要看两个方面：一是看所选用药物的性质，比如有些抗生素或者其他一些需要液体稀释溶解后静脉给药的药物；二是看患有何种疾病，比如严重的感染需要大剂量的使用抗生素，或高热、腹泻等导致体液丢失，出现严重脱水症状，需要及时补充液体及丢失的电解质等。

以下情况儿童需要输液

（1）需要抢救的紧急状况：比如患儿昏迷或者病情比较严重，在他入院时就会给他扎上输液的针头，这是给患儿注射药物或者营养的通道。

（2）严重的过敏现象：例如严重的皮肤过敏，会让患儿觉得全身奇痒，非常难受，这时候需要输液帮其缓解症状。

（3）严重的细菌感染：如化脓性扁桃体炎、肺炎、脑膜炎、猩红热等。

（4）紧急的疾病：例如喉炎，喉炎发病比较急，需要尽快向体内输注抗生素或者激素类的药物，以避免情况恶化。

（5）严重脱水：例如孩子肠胃不舒服，腹泻和呕吐很严重，又吃不进

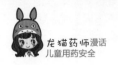
去东西，为了避免脱水，这时候需要输液。

（6）哮喘发作：孩子哮喘发作时情况比较紧急，如果不及时用药会有窒息的危险，此时需要立即向体内注射一些平喘的药物。

输液的误区

误区一：输液好得快

很多家长有一个误区，孩子一输液，疾病的症状就会快速得到缓解。其实不管什么病，特别是常见的上呼吸道感染都有一个周期，随着周期结束，孩子的身体也将慢慢痊愈。没有特殊情况是不需要输液的。如果孩子胃肠道功能正常，口服药物应该是第一选择。只有当孩子出现了吞咽困难，严重吸收障碍，或者是非常紧急的病情等情况，医生才选择静脉输液治疗。孩子是否需要输液，要听从医生的建议，父母不要主动要求输液，也不要拒绝输液。另外，要在正规医疗机构输液，以便及时处理可能出现的问题。

误区二：自己调节输液速度

一般情况下，成年人输液速度为每分钟 40~60 滴。儿童由于器官发育不全或功能降低，输液速度应减慢，儿童的输液速度为每分钟 20~40 滴，心脏功能不好的患儿，更需要严格控制输液速度。

输液速度过快过慢，都有可能影响疗效。输液速度过快，易加重心脏负担，引起心衰或肺水肿等不良反应。严重脱水、休克的患儿常需要快速补液，调得太慢可能起不到相应效果。切记不要自己调节输液的速度，如果在输液过程中患儿发生心悸、心慌，一定要及时向医护人员报告，不要隐瞒。

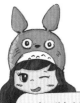

龙猫药师提醒

世界卫生组织确定的合理用药原则是：能口服的不肌内注射，能肌内注射的绝不静脉注射。作为家长，最恰当的做法是遵从医嘱，科学理性就医。不管是哪一种治疗方法，都要根据病情和药物的性质加以选择，不要片面认为哪种治疗方法好。当医生建议不需要输液时，不要主动要求输液；当医生建议输液时，也不用过分抗拒输液。

鱼油、鱼肝油分不清

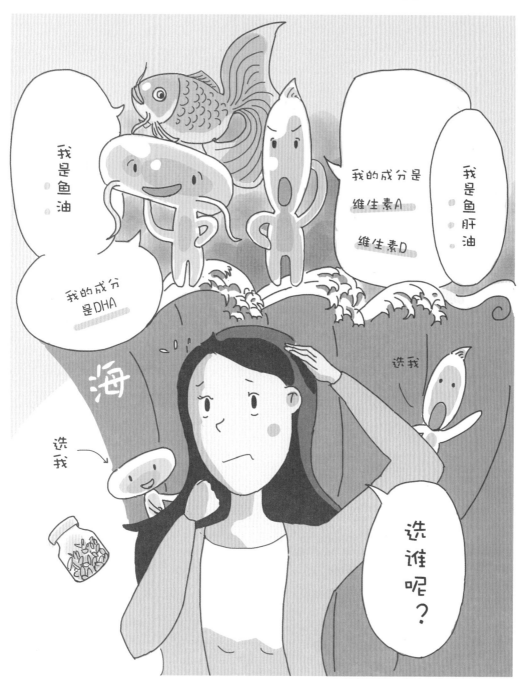

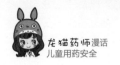

"鱼油"和"鱼肝油",不仅名字相近,来源看起来也像,连外形都是圆圆亮亮的黄色颗粒。鱼油与鱼肝油是不是从鱼身上提炼的同一种物质呢?其实它们是截然不同的两种保健品。

什么是"鱼油"

"鱼油",指的是鱼身上的所有油类的总称,它包括体油、肝油和脑油,主要成分是 ω–3 系多不饱和脂肪酸,富含 DHA 和 EPA。ω–3 系多不饱和脂肪酸是维护身体正常功能必需的,而身体不能自身合成的必需脂肪酸。

制作鱼油制剂的原料:常见于鲭鱼、鲱鱼、金枪鱼、比目鱼、鲑鱼、鳕鱼肝、鲸脂、海豹油等,一般还会添加少量维生素 E 起到抗氧化的作用。

功效:婴幼儿摄入 DHA 与 EPA,有助促进大脑发育;而老年人有助改善血脂状况,预防心脑血管疾病。

什么是"鱼肝油"

"鱼肝油",则专指从鲨鱼、鳕鱼等的肝脏中提炼出来的脂肪,黄色,有腥味。主要的营养成分是维生素 A 和维生素 D,用来促进钙的吸收,预防夜盲症和佝偻病。

鱼油需不需要刻意补

《中国居民膳食指南》建议,一般成年人每日食用 75~100 g 的鱼虾,就可以满足人体对于鱼油的需要。因此实际上,并不需要特别补充鱼油。

有一些人为了补充大量的 ω–3 系多不饱和脂肪酸而大量进补鱼油,这种做法并不可取,因为鱼油即便是优质的不饱和脂肪酸,其本质也是脂肪,含有碳水化合物双倍能量,大量补充反而容易弄巧成拙。

孕妇和哺乳母亲 怀孕 3 个月后及哺乳期妇女推荐每日补充 DHA

100~200 mg；

母乳喂养的宝宝　DHA 最早是从母乳中发现的，母乳中不仅含 DHA，而且其吸收率是最佳的（没有任何其他食物可以与之匹敌），因此母乳是宝宝补充 DHA 的最佳食物来源，不需要额外补充；

人工喂养的宝宝　爸妈记得看一下配方奶标签上 DHA 的含量，一般来说 DHA 和 EPA 的添加量 1∶1，DHA 每日摄入量为 100 mg 即可。

除此之外，以下食物中也富含不饱和脂肪酸：海产品（尤其是三文鱼）、亚麻籽油、鳄梨（即牛油果）、菜籽油、坚果酱（致敏性较高，建议宝宝 2 岁后再添加）。

选择天然鱼肝油、维生素AD滴剂还是维生素D？

天然鱼肝油的维生素 A 和维生素 D 的含量常见比例为 10∶1，而我们常见的维生素 AD 滴剂里维生素 A 与维生素 D 的比例为 3∶1。

因此如果孩子需要补维生素 A 和维生素 D，还是选择人工制造的维生素 AD 滴剂更符合需要的配比。

根据《中国居民膳食指南》，明确提出婴儿出生数日后开始每日补充维生素 D，但没有提出要额外补充维生素 A。只有当母亲母乳不足或者不能母乳喂养的情况下，才强调为宝宝选择强化维生素 A 的配方奶。

那么根据指南的推荐和解读，可以理解为：

一般情况下宝宝补充维生素 D 就可以；

但是选择了维生素 AD 复合制剂，也不会造成维生素 A 过量，只要你是按照产品说明书或者医生推荐剂量服用。

营养学上"可耐受最高摄入量"就是指，只要不超过这个量，就几乎不会造成不良反应。

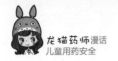
儿童该如何补充维生素D?

一般情况下宝宝补充维生素 D 就可以。那么，宝宝到底该如何补充维生素 D 呢？

母乳喂养或部分母乳喂养婴儿　从出生数天内就开始补充维生素 D，2周至 2 岁每天补充 400 U/d。

人工喂养婴儿　如果宝宝每日摄入维生素 D 强化配方奶不足 1 000 ml，应该补充维生素 D 400 U/d。

早产 / 低出生体重、双胎 / 多胎婴儿　出生早期应加大维生素 D 补充剂量，可给予维生素 D 800~1 000 U/d，3 个月后改为 400 U/d；或选择特殊配方的早产儿配方奶，以及母乳强化剂等。

儿童、青少年　如果没有每日摄入足量的维生素 D 强化配方奶、牛奶或者其他强化食品，那么应该补充维生素 D 400 U/d。长期临床经验证实，补充维生素 D 400 U/d 是比较安全的剂量，并能有效预防儿童维生素 D 缺乏及佝偻病。

龙猫药师提醒

（1）你如果想促进宝宝的大脑发育，那应该购买鱼油。

（2）你如果想促进宝宝钙吸收，那应该购买鱼肝油。

（3）哺乳妈妈可以自己服用复合维生素和鱼油配方，再通过乳汁，让宝宝吸收到所需成分。

（4）鱼油和鱼肝油都不是补得越多越好，请根据自己宝宝的实际情况，控制好用量。

家长别忽视的提示

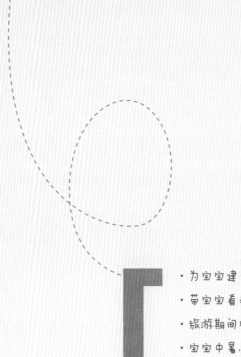

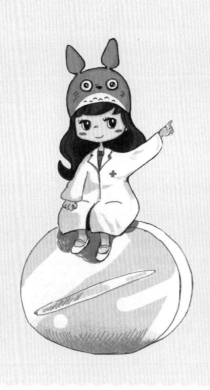

为宝宝建一份科学的病历档案

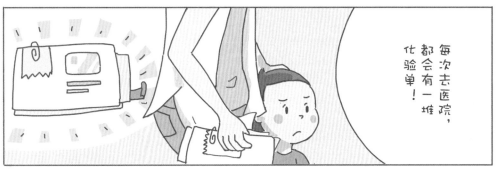

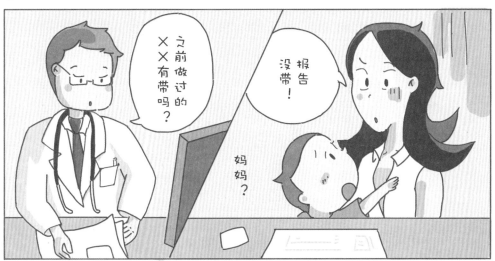

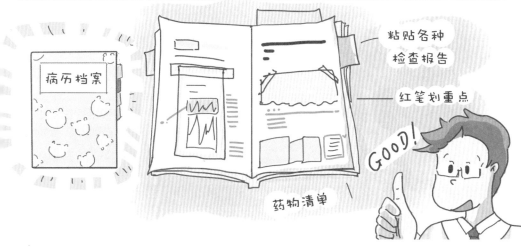

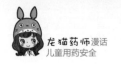

每个家长都希望自己的宝宝健康，但孩子还是难免有时要去医院看病。家长们都能体会带宝宝看病的不易，尤其儿童医院人满为患。作为家长，需要做些什么准备可以让看病过程简单又顺利？

这里有个小技巧可以跟大家分享——为宝宝建立一份病历档案（或者叫就诊档案），这个档案可以帮助家长提高看病的效率。

建立宝宝的病历档案

同一种疾病宝宝之前可能看过多家医院，找过不同的医生，做过很多检查，更换过多种药物。家长如果不是专业医护人员的话，恐怕很难在较短的就诊时间内三言两语跟医生讲清楚。医生如果得不到完整的信息，自然无法对疾病准确判断。

所以，这时候如果家长能拿出孩子的病历档案，那就准确且高效多了。

怎么做病历档案呢？跟着龙猫药师一步一步来做吧：

（1）准备一个A4大小的笔记本。

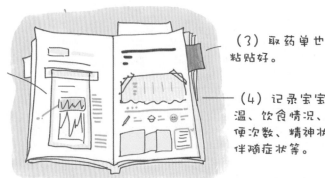

（2）把各种检查报告、化验单按时间顺序贴好。

（3）取药单也粘贴好。

（4）记录宝宝的体温、饮食情况、大小便次数、精神状况、伴随症状等。

你可以在平时做一个有心人，把这些资料整理在一起，那么下一次去医院就诊的时候，医生就能看到完整的记录，了解宝宝的身体状况和病情变化，在诊断时可以作为参考。完成简单的病历档案后，你想试试进阶版本的病历档案吗？这需要家长有一定的耐心和描述能力。龙猫药师在这里提供两点建议：

（1）你可以分科来记录孩子的状况：如果宝宝是过敏体质，经常去呼吸科就诊，那建议您单独建立一本这样的档案，跟日常疾病或者偶发疾病区分开来，方便医生提炼信息。

（2）补充用药情况：就诊前有没有给宝宝服过药，反应如何；以前有哪种药物效果良好，哪种药有不良反应和过敏（下次医生会避开这些药物）；家里常备什么药物，以免医生重复开药。

如果每次都是拿着病历档案去医院就诊，出门前就不会担心自己忘带什么有用的报告。当你将宝宝的病历档案递给医生时，医生一般会比较赞赏，对患儿的家长也比较有好感，心情愉悦地多聊几句。换位思考一下，如果你是医生，是不是也比较喜欢这种了解孩子的健康状况、做事情细致有条理的家长呢？

为宝宝建立病历档案是一件易于操作、好处多多的事情。

带宝宝看病实用的就诊攻略

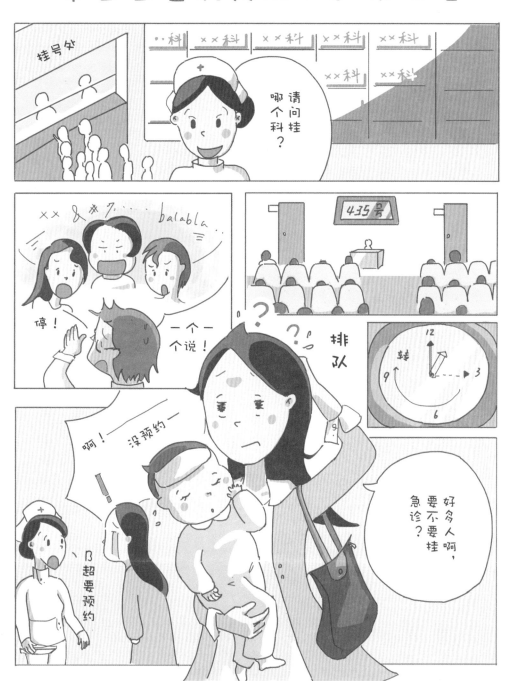

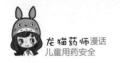

儿科医生短缺，再加上二胎政策放开，各城市的儿科医院、儿科门诊都人满为患。如果新手爸妈不了解就诊流程就会手忙脚乱，但要是家长能掌握一些带孩子看病的小技巧，就可以做到事半功倍。

看病前——
携带需要的东西，万事俱备

（1）病历卡、社保卡、银行卡，最好有一本宝宝专门的病历档案。

（2）口罩：为防止院内交叉感染，家长可给孩子带上自备口罩。

（3）衣物：一般医院设有中央空调，夏季室内温度偏低，必要时为孩子添衣。

选择合适的时间和医院，分时、分级诊疗

预计前往的时间，最好不要在上午 11 点以后，或者下午 4 点以后才去医院挂号，因为很可能没有号了，即使看了医生，但到做检查的时候，已经过了下班时间，那么这次的诊疗就不完整。

建立分级诊疗的观念，如果孩子的症状不严重，可以先去一般的社区医院或者离家近的二级医院，那里人比较少，看病取药都比较方便，至少可以获得相应的医学建议和转诊建议。当您选择了在三级甲等医院看病，也就意味着开启了艰难模式——挂号难、看病难、排队长。这个时候要学会调整自己的心态，因为这就是三级医院每日的常态。如果还要选择专家门诊，建议采取预约方法，免得挂不上号，带着孩子白跑医院。

擅用预检台，挂到合适的科室号

每个医院的科室设置会略有不同，如果家长搞不清孩子症状，不了解这个医院的分科设置，就急匆匆直奔挂号窗口很容易挂错号，排了很长的

队伍，发现不是对口的科室，反而耽误时间。

因此请擅用医院设置的预检台，可以先带孩子到"预检台"，向预检人员描述孩子症状，工作人员会建议就诊的科室。

预检台工作人员还能判断是否有必要看急诊。一般医院都设有急诊和门诊，急诊是给病情紧急需要救治的患儿准备的，门诊则是给病情不那么紧急的患儿准备的。急诊是为了使患儿在短时间内脱离危险而设置的，因此配备的药物都是应急的、速效的，配备的检查手段也是基本的，能够快速做出判断的。所以，如果孩子的病情不那么紧急，甚至是慢性病，其实在急诊，并不会有很好的诊断效果，还会侵占真正需要急诊治疗患儿的医疗资源。

一般在哪些情况下孩子是需要看急诊的？

首先，高热儿童，预检时测肛温 39.5℃，口温 39℃的患儿可往急诊就诊；其次是新生儿患儿，指出生 28 天以内的小婴儿，如果出现发热、抽搐、严重腹泻、意识不清等情况应立即前往急诊；第三类，意外伤害的儿童。

此外，如果怀疑孩子有传染病或接触过传染病患者应该主动向预检护士提出，以便做出相应处理。

看病时——
珍惜有效时间，准确描述病情

有过就诊体验的家长都知道，尤其在三级甲等医院，由于就诊患儿多，医生非常忙碌，即使不喝水、不上洗手间，接待每位患儿的平均时间是 5~8 分钟。这 5~8 分钟还不是您与医生交流的时间，还包括医生在形成初步诊断以后，安排化验检查并且解读检查结果的时间。请大家务必珍惜这属于你的 5~8 分钟。

医生见到患儿以后除了查体，还会询问病史，医生需要和您交谈才能

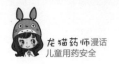
够知道疾病是怎样的，如疼痛、酸胀、无力、烧灼感、异物感。这些感觉医生感受不到，需要您或者孩子本人描述。

对于发生的病情事件，请按照不舒服发生的感觉或者表现，以及它们发生的时间来描述，如"孩子从昨天早上 8 点开始发热，最高体温 39℃"，这是非常好的描述，而描述"孩子发热了"则没有给医生提供足够的信息。尽量提供精确的时间，精确的数值，这些信息会帮助医生做出快速而准确的诊断。

忌人多嘴杂，忌不认真听讲

孩子看病与成人看病不同，一般带孩子来看病往往是全家出动，一个孩子三四个大人陪伴。进入诊室后，大家都各自表达，信息无序杂乱，切记自己的时间只有 5~8 分钟。建议家长们在候诊时先汇总一下情况，整理一下思路。两位家长陪同进入就诊室，一位负责照顾孩子，一位负责阐述病情。这样既能使医生快速了解病情又能提高就诊效率，还能为孩子提供一个安静舒适的就诊环境。

还有一种情况就是大家都关注着孩子，都觉得其他人会听医生讲解，诊疗结束了大家才发现遗漏了很多重要的信息。建议当医生给孩子检查好后，家长不妨把孩子抱出去，另一位陪同家长则认真聆听医生的意见和嘱咐。

回顾完整病程，确保病历卡整齐有序

回顾一下孩子病史和家族病史，孩子从什么时候开始生病的？生病前接触过什么，吃过什么？正在使用什么药物？剩余用量还有多少？有没有药物过敏史？药物过敏史非常重要，如果以前用某种药物出现过严重的不良反应，请务必记录下药物的名称。

看病是个过程，医生在问诊时可能要参考先前的就诊情况和检查结果，带齐以前的病历记录，包括曾经做过的检查结果。每次看过病后，也请收好所有的检查结果和病历，有些检查结果是由热敏打印，时间久了容易褪色，请复印一份保存，按时间排序粘贴好。若病历卡和检查单杂乱无章，家长一问三不知，会大大降低了看病效率，浪费了宝贵的就诊时间。建议父母为孩子建立一份专门的病历档案，这样就不容易丢失重要的报告，每次出门前不会遗漏需要携带的检查结果，还能节省就诊时间。

了解检查常用知识，更好配合治疗

医生在判断完患儿病情后会开出检查项目，最常见的是验血、验尿或粪便，X 射线摄片、B 超、CT、核磁共振成像等。这些常见检查有一些常用知识需要大家知道，以便更好地接受检查。

（1）有些验血项目需要空腹，如肝功能检测；如果预测到需要做这些检查，要上午早点挂号，确保空腹，保证检查顺利。避免出现不空腹还要择日再检查的情况。

（2）如果患儿在家中排便或排尿，家长可用干净的小盒子装一点带来医院。大小便在 2 小时内有效，注意干掉的粪便不能用于化验。

（3）孩子的配合度比较差，在做 CT 和核磁共振成像检查时需要在安静状态下进行，对于年纪较小的婴幼儿，医生一般会使用镇静剂助眠。因此，一旦预约做这两项检查的孩子，在检查前尽量不要让孩子入睡，否则有些孩子的镇静效果可能会打折扣。医院为保证安全，专门设置镇静复苏室，由麻醉科和护士全程对需镇静的孩子进行监护，家长可以放心。

（4）影像检查（如 B 超、CT、核磁共振成像、心脏彩超）通常需要提前预约。

（5）一些需要做多项检查的孩子，可按照具体情况安排顺序节省时间。

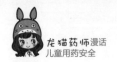
如先把空腹检查的项目做完，在等待报告时再做其他检查；需要镇静入睡检查的，可以先做心电图，再做心彩超。

（6）一些医院由于患儿较多，一些检查需要预约。如果情况紧急，医生会在检查申请单上写个"急"字，家长在预约登记时记得提醒工作人员，以免疏忽，耽误病情。

一切为了孩子，诊疗是需要患儿、家长、医院各科室默契配合的过程，家长做好诊疗前准备工作和诊疗时的工作，能促进诊疗过程的顺利进行。

旅游期间儿童药物携带清单

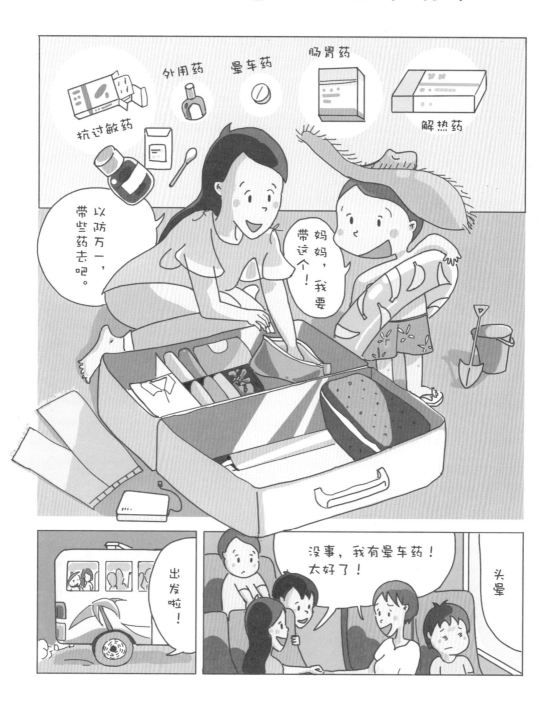

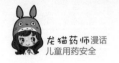

现在家长带孩子旅游是很平常的事情，孩子可能会在旅行过程中突发一些常见病，尤其是 3 岁以下的宝宝处于免疫不全期，非常容易生病，为了让一家人有一个完美、顺利的旅行，需要特别重视容易出现小状况的孩子，那么准备旅行期间的儿童药物就有备无患，未雨绸缪。

旅行药物跟家庭小药箱不同，不必样样齐备，要求所带的药物精简、实用、应急、方便。

旅行途中准备的小药箱

晕车药

茶苯海明　常用的非处方晕车药，出发前 30 分钟服药。使用剂量成人一次 1 片，每日不超过 6 片；7~12 岁儿童一次 0.5~1 片，每日不超过 4 片。

解热药

对乙酰氨基酚或者布洛芬（滴剂 / 混悬剂）　旅途中因为天气变化，常见感冒、发热的情况，解热药物是必备药物。

肠胃药

口服补液盐和益生菌制剂　旅途疲劳，孩子水土不服会有腹泻的情况，此类腹泻通常不需要使用抗生素，需要注意的是及时补充腹泻丢失的水分、电解质、益生菌，并且补液盐和益生菌制剂都是独立单剂量小包装，适合携带。

开塞露　水土不服除了引起腹泻的情况，还可能引起便秘。在外地应急的情况下，可以适度使用开塞露，同时配合服用益生菌制剂。

抗过敏药

氯雷他定或者西替利嗪（片剂 / 滴剂）　宝宝皮肤娇嫩，外出旅游蚊虫叮咬、某些致敏植物等环境因素很容易导致宝宝过敏，因此可准备一些抗过敏药物。糖浆剂的玻璃瓶容易在旅途中摔碎，不方便携带。

外用药

生理盐水　有独立包装的 10 ml 的生理盐水，方便携带，用处多多。当孩子眼睛进沙或者干涩时，可以用生理盐水缓解不适；当鼻子干涩破损时，可以用生理盐水冲洗；当皮肤有擦伤或者小伤口时，可以用生理盐水清洗。

炉甘石洗剂　适用于任何年龄宝宝治疗痱子以及被蚊虫叮咬后止痒。

必备小工具

小瓶碘伏棉签、独立包装消毒棉球、无菌纱布、创可贴　孩子活泼好动，旅游时不小心磕破皮肤，用碘伏棉签或酒精棉球消毒，之后用透气创可贴或者纱布包裹。科学地处理伤口，可以防止感染。

温度计　可以准确获知孩子的体温状况，请随时携带。

儿童专用喂药器　携带孩子平时常用的喂药器，可以让喂药过程更轻松。

旅行期间的用药注意

（1）孩子备用药物应选择儿童专用药物，剂量和用药频次应参照说明书或遵循医生及药师意见，在携带药物的时候把相应的说明书一起带上。

（2）外出旅游备用的药物剂型以片剂、冲剂最方便携带，片剂的缺点是对较小的孩子服用不方便，口服溶液方便服用却不方便携带。

（3）在准备旅游度假备用药物时，要根据孩子的年龄大小、旅游季节、旅游时间长短、旅游目的地的不同而选择不同的药物。一般每类药物准备一两种即可，并不是越多越好。

（4）备用的外用药和内服药应分开放置，尽量不携带需要冷藏的药物，因为旅途中不容易满足存储条件。

（5）将药物储存在"儿童不易打开"的包装中，确保药物放在孩子看不到也拿不到的地方，如很高的橱柜上或者旅馆内带有密码的保险箱，不要将药物遗忘在桌子上，或随手放在床头柜，这些地方孩子能够随时接触到，容易误服。

（6）如果孩子症状严重，要及时到当地医院就诊。

宝宝中暑，喝藿香正气水没有用

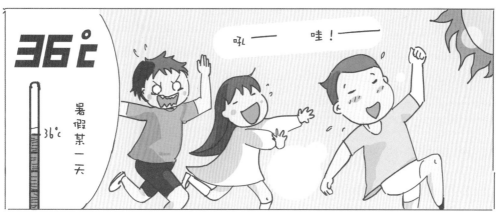

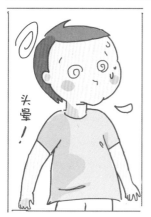

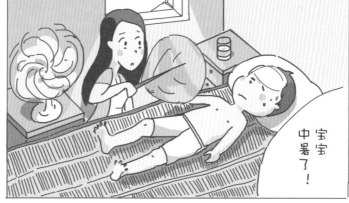

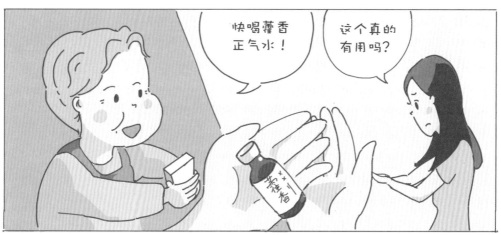

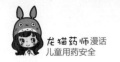
炎炎夏日，极易发生中暑，儿童中暑是怎么发生的呢？

人体通过出汗等调节机制保持一个相对稳定的体温，不随外界环境而改变。中暑是特指在高温、高湿等环境中人体的体温调节系统出了问题，高热积蓄在身体里面不能外散，从而引起身体各个器官功能性甚至器质性的损害。严重的中暑患儿，往往身体发烫，却不出汗，于是体温越来越高。

中暑的原因和症状

造成中暑一般有几个因素：长时间待在高温、高湿的环境中，没有及时补充水分。

先兆中暑症状 轻微的头晕、头痛、耳鸣、眼花、口渴、全身无力。

轻症中暑症状 除了先兆中暑症状之外，还有体温升高、面色潮红、胸闷、皮肤干热，或脸色苍白、呕吐、大汗、血压下降、脉搏细弱等症状。

重症中暑 除了上述症状之外，还会出现突然昏倒或大汗后抽搐、烦躁不安、口渴、尿少、昏迷等症状。

不同人群的耐热力是不一样的，儿童是最容易中暑的人群。儿童体温调节中枢还没有完全发育成熟，但排汗量却与成人差不多，再加上儿童好动，运动量比较大，所以在同样的高温环境中，儿童更容易中暑。

传统药物能否防治中暑？

传统药物，比如藿香正气水、仁丹、人丹等，是否是防治中暑的有效药物？上述药物都不能预防中暑（表4-1）。

儿童中暑，藿香正气水、仁丹、人丹都不如冰水有效。正确的做法：尽快将患儿转移至凉爽通风的地方，抓紧时间用水擦洗皮肤，严重时必须打急救电话。

表4-1　常用防暑药物比较

药物名称	药物颜色	药 物 成 分	不用作预防中暑理由
仁丹	朱红色	陈皮、檀香、砂仁、豆蔻（去果皮）、甘草、木香、丁香、广藿香叶、儿茶、肉桂、薄荷脑、冰片、朱砂	此药可以缓解中暑引起的恶心胸闷、头昏、晕车晕船。所含朱砂有安神的效果，但是药物中含汞化物有毒性，因此，一般不用仁丹防中暑
人丹	灰白色	薄荷脑、肉桂、甘草、儿茶、木香、冰片、桔梗、樟脑、小茴香、草豆蔻、丁香罗勒油等	此药多用于治疗消化不良、恶心呕吐、晕船、酒醉饱滞等，以及用来治疗轻度中暑，不能用来预防中暑
藿香正气水	黄褐色	苍术、陈皮、厚朴（姜制）、白芷、茯苓、大腹皮、生半夏、甘草浸膏、广藿香油、紫苏叶油	此药多用于肠胃性感冒，以治疗寒湿为主。对于高温中暑导致的头晕等症状，并不对症

如何预防中暑？

（1）在炎热的天气，尽量避免进行长时间的室外活动。儿童应尽量待在温度、湿度适宜的室内活动。

（2）如果不得不出门活动，最重要的是及时给宝宝补充水和电解质，不应等到他口渴时才喝水。建议选择常温饮料，不要贪凉，以免造成儿童胃部痉挛。

（3）做好防晒措施，给予儿童遮阳帽、太阳镜、防晒霜等防护。要时刻注意儿童的身体状况，如果儿童在高温环境下运动时出现心跳加重，且胸闷憋气，应该赶快休息补水。

（4）千万不要把宝宝独自放在车里。停放在室外的车，车内温度会迅速升高，即便是车窗留了缝隙，车内温度还是可以在泊车后10分钟内上升近7℃。此时留在车里的任何人都有严重中暑甚至死亡的风险。

迷信海淘药物，安全隐患多

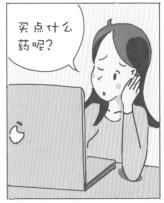

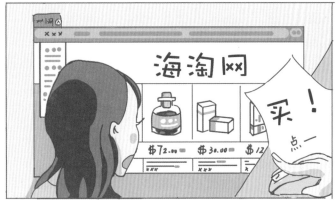

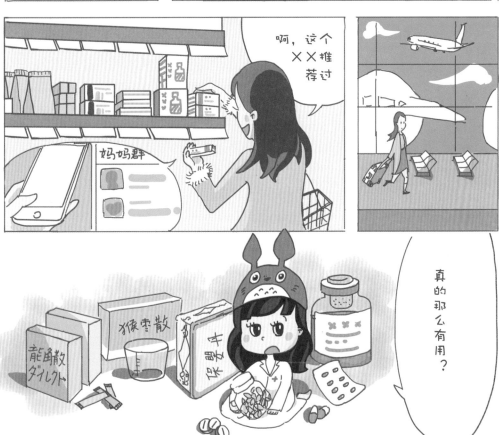

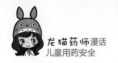
在电子商务便利的年代，年轻的父母毫不犹豫地投身各种海淘、代购。药物、保健品、防蚊药膏……每个家长心中都有一张完美的"世界淘药地图"。儿童海淘药物为何如此受欢迎？国外药物真的比国内的更安全吗？

不少家长都有境外购买儿童药物的经历，从最初到香港购买"猴枣散""保婴丹"，到现在比较信赖的欧美和日本品牌，如德国"小绿叶"、日本"龙角散"等。海淘、代购药物的原因一方面是"朋友推荐"；另一方面是因为自己更加信赖国外的药物，认为相对更安全、不良反应更小。

海淘药物的优点

拿日本的儿童药物举例，日本的儿童药物规格相对多，各个年龄段孩子有更多选择；药物包装设计卡通化，附上让儿童容易接受的卡通形象，比如"面包超人"感冒药；将药物做成果冻、糖果的形式让孩子更愿意服药。因此，国外药物有很多方面值得国内药物生产厂家学习：

（1）国外儿童药物的包装、口感更符合儿童的喜好，增加儿童用药的依从性。

（2）国外配套的定量给药装置，方便家长给儿童用药。

（3）儿童用药的多规格生产，方便不同年龄的孩子选择规格，减少人为错误。

海淘药物的缺点

国外的药物有我们值得学习的优点，但药物不是普通商品，通过网购这种渠道获得儿童药物，这是一种草率的自我医疗行为，海淘药物存在许多风险：

（1）海淘药物的说明书基本是外文，存在语言障碍，由于读不懂说明书，容易遗漏服药注意要点（剂量、方法、禁忌等），用药存在隐患。

（2）海淘的时间长短不确定，药物在海淘途中的保存条件和有效期管理也是一个问题。

（3）由于人种特征上的差异，在制订用药剂量时，不一定完全符合中国儿童的情况。

（4）还有一些计量单位的习惯，儿童用药跟体重、体表面积都有密切关系，如英国使用"磅"，中国使用"千克"，这里还存在换算。

（5）有些药物还存在版别差别，比如宝宝用的对乙酰氨基酚解热药，有可能会买到高浓度和低浓度的两种版本，海淘卖家无法像医生和药师那样提供专业建议，如果把它们彼此弄混，就可能会导致用药过量中毒。

洋货未必好过国货

洋货未必好过国货，药物还是应该看成分、适应证以及禁忌证，在了解清楚的情况下遵医嘱服用。总体来讲，儿童用药的主要原则是儿童不是"缩小版的成人"，不要把大人的药物减量给孩子；不要盲目听非专业人士推荐的药物，有时候症状相同，不代表病因相同。另外，不要盲目迷信海淘药物更安全、有效，弄清孩子的病情，对症下药才是真的对孩子负责。

受欢迎的海淘药物中有很多都是解热药、感冒药等常见药物，里面含有的解热镇痛类成分，基本上是以下两种：布洛芬和对乙酰氨基酚。这两种成分一点都不稀奇，在国内可以很方便地买到各种版本的布洛芬制剂，特意海淘实在没有必要。能够买到的非处方海淘药物，很多都与国内的常见品种并没有本质差别；有一些前沿新药可能确实会出现国内暂时还买不到的情况，但这些药物一般也属于处方药，本就不能随意购买。

药物使用应该是个严谨的过程，药物疗效的发挥都基于对病情有准确

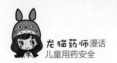

的认识和判断，即使是人们可以自主购买的非处方药物。对于海淘药物更是如此，没有经过医生对病情的诊断，又加上阅读说明书语言的障碍，更容易因为误用药物造成药物性损伤。

中药、中成药没你想得那么安全

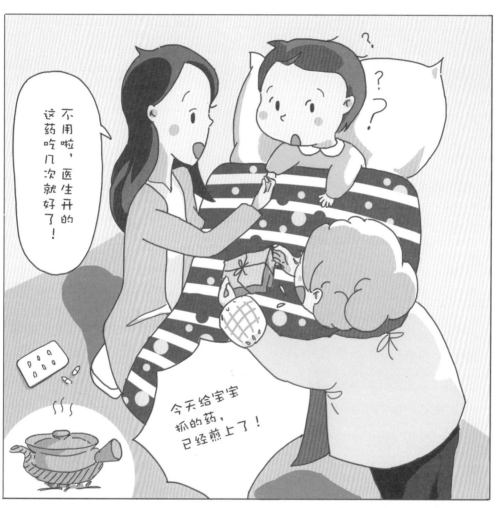

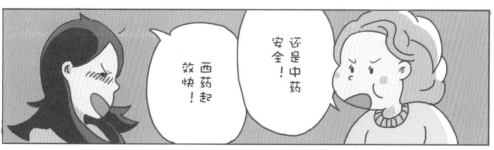

香港的"保婴丹"，很多家长并不陌生，它一直深受家长的欢迎和信任。然而 2014 年 9 月 27 日美国食品药品监督管理局（FDA）发布警告，不建议消费者、医疗服务提供者使用香港某家制药企业生产的保婴丹，避免潜在的铅中毒风险。儿童如果长期铅暴露，即使剂量较低，仍可能影响智商、行为及其他认知功能。

早在 2013 年初，黑龙江省中医药大学教授苏云明就已经于《生命时报》撰文《香港保婴丹，不能长期吃》，指出保婴丹因含朱砂、冰片成分，临床上多作急诊用药，不可长期服用，尤其起定惊作用的朱砂，含有重金属汞，长期大量服用会影响婴幼儿大脑神经的发育。

很多中国人根深蒂固认为"中药、中成药安全无毒害"的信念受到了动摇。其实，中药、中成药的安全性远不如想象得安全。

目前市面上的中药、中成药跟西药对比，说明书语焉不详，药物说明书的"不良反应""注意事项"两栏，一般均写着尚不明确，甚至在用法、用量方面都没有一个准确的说法。造成这种局面的主要原因是中药历史的局限性，未能提供可靠、翔实的药物安全性证据。

中药、中成药的合理使用包括辨证选药、用法用量、使用疗程、禁忌证、合并用药等多方面，任何环节有问题都可能引发药物不良反应。

中成药使用出现不良反应的主要原因：

（1）中药自身的药理作用或所含毒性成分引起不良反应。

（2）特异性体质对某些药物成分过敏、不耐受引起不良反应。

（3）中药的使用讲究体质和辨证，体质把握不准、辨证不当引起不良反应。

（4）长期或超剂量服药，特别是含有毒性中药材的中成药：朱砂、雄黄、蟾酥、附子、川乌、草乌、北豆根等，过量服用即可中毒。

（5）不适当的中药或中西药联合使用也会引发不良反应。

儿童使用中成药的原则

宜优先选择儿童专用中成药

儿童使用中成药应注意生理特殊性，根据不同年龄阶段儿童生理特点，选择恰当的药物和用药方法，儿童中成药用药剂量必需兼顾有效性和安全性。专供儿童服用的中成药，大多在药名中有"小儿""娃娃"或"儿童"等字样，以和成人药相区别，例如小儿葫芦散、小儿肠胃康颗粒等。有些是在包装上画有儿童肖像或直接注明儿童用药，这些都可供选用时参考。

儿童使用中成药，注意用药剂量

一般情况下，儿童专用中成药的说明书上都列有与儿童年龄或体重相应的用药剂量，应根据推荐剂量选择相应药量。有些非儿童专用中成药未在说明书内写明儿童用量，如果家长随意给药，容易导致用量过大或用量不足。这时可根据国家中医药管理局 2010 年发布的《中成药临床应用指导原则》，一般情况下，3 岁以内儿童服 1/4 成人量，3~5 岁儿童可服 1/3 成人量，5~10 岁儿童可服 1/2 成人量，10 岁以上儿童与成人量相差不大。龙猫药师还是强调儿童不是"缩小版的成人"，尽量不要自行服用没有儿童剂量的药物。

说明书上注明儿童禁用的中成药不能给儿童使用

含有较大毒副作用的中成药，或者含有对儿童有特殊毒副作用的中成药，含有毒性中药材的中成药如朱砂、雄黄、蟾酥、附子、川乌、草乌、北豆根等，应充分衡量风险／收益，除非没有其他治疗药物或方法而必须

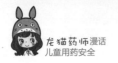

使用外，其他情况下不应使用。

患儿使用中成药的种类不宜过多

应尽量采取口服或者外用的途径给药，慎重使用中药注射剂。从用药安全的角度考虑，尽量服用一种药，不要两种甚至三种合用。由于中药注射液成分较为复杂，一般情况下医生也会慎重使用。

中成药与西药联合使用原则

（1）口服中成药和西药：可以联合使用，服用时应该错开一些时间，分开服用。

（2）注射中成药和注射西药：谨慎联合使用，尽量可能选择不同的给药途径（如静脉注射、肌内注射）。必须同一途径用药时，应将中西药分开使用，谨慎考虑两种注射剂的使用间隔时间及药物相互作用，严禁混合配伍。

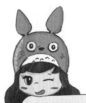

龙猫药师提醒

中成药跟西药一样都是药物，药物的两重性是药物作用的基本规律，中成药也不例外，并不存在"中药、中成药安全无毒害"的说法。中成药既能起到防病治病的作用，也可引起不良反应，合理用药是中成药应用安全的重要保证，儿童在应用中成药时更要根据说明书谨慎使用。

最详细的澳洲COMBANTRIN®抗寄生虫药介绍

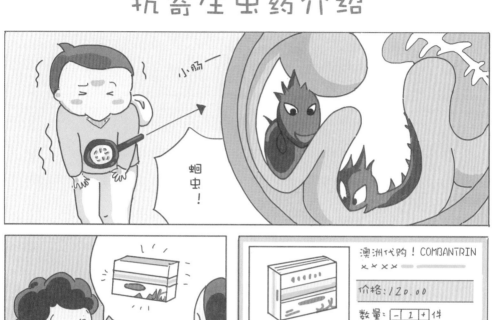

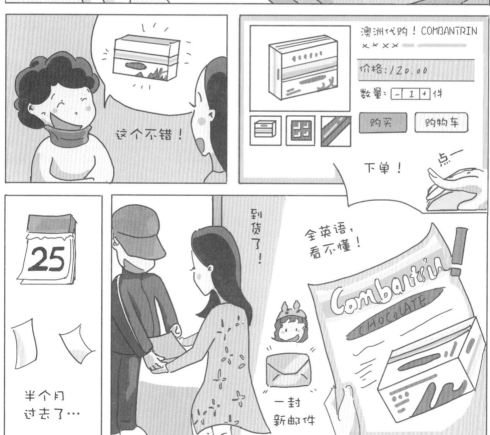

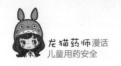
海淘抗寄生虫药，当属澳洲 COMBANTRIN® 最受家长欢迎和信赖，在各大育儿论坛家长们互相推荐这款澳洲销量第一的抗寄生虫药，首先它是用真正的牛奶巧克力制作，易于儿童服用；其次适用于全体家庭成员服用；最后有澳洲品牌保证。

很多家长把澳洲 COMBANTRIN® 当做了食品服用而忽略了它的本质是药物；大多数销售网站只介绍广谱品种的商品，有的家长还没有分清楚其实它有不同品种，应该选择更适合自己的。网络上的资料并没有很详细地介绍这个品牌旗下产品的有效成分和服用技巧，容易造成一知半解服错抗寄生虫药物。

你的孩子肚里有蛲虫吗？

服用任何抗寄生虫药前，家长应先确定孩子需不需要驱虫，注意观察的迹象和症状：一般蛲虫感染都很轻微，很多时候没有表现出症状，而最常见的迹象包括：屁股痒（夜间尤甚）、睡眠不安、烦躁、食欲不振等。

如果要证实是否受到蛲虫感染，请注意观察以下几点：

（1）虫体依附在大便表面，看上去像细线，最长 1.5cm；肛门周围有活虫或虫卵在儿童入睡后大约 1 小时出现，在手电筒光照下肉眼可见活虫。

（2）检查孩子是否有虫卵的方法是"胶带检查法"，将一条胶带黏在肛门周围后取下，胶带上的小白点就是蛲虫卵。

（3）带着孩子的粪便去医院化验。

COMBANTRIN® 产品对比分析

为了让家长正确地了解 COMBANTRIN® 的产品，龙猫药师查阅了外文网站和产品官网，并做了详细地药物分析和对比，列出相应的注意事项（表4-2）。

表4-2 澳洲COMBANTRIN®产品对比[1]

系列	COMBANTRIN®	COMBANTRIN®-1
有效成分	双羟萘酸噻嘧啶（pyrantel embonate）	甲苯达唑（mebendazole）
作用原理	双羟萘酸噻嘧啶是一种"神经-肌肉阻滞剂"，能有效地麻痹肠虫，肠虫因无法活动而随粪便排出	甲苯达唑能阻止虫体吸收葡萄糖，使其因失去能量而死
功效	广谱抗肠虫药：治疗蛲虫及蛔虫、钩虫	广谱抗肠虫药：治疗蛲虫、蛔虫、钩虫等
口味	牛奶巧克力	有可咀嚼或用水吞服的鲜橙味药片，以及牛奶巧克力味
规格	COMBANTRIN®巧克力块为24块装	COMBANTRIN®-1巧克力块为4块装；COMBANTRIN®-1药片为2片装或6片装
服用剂量	每10kg体重服用一块100mg的小方块（相当于10mg/kg噻嘧啶）	无论每位家庭成员体重多少，只需1片药或1小块巧克力，只服1次
服用时间	饭后服用	饭后服用
服用人群	1岁以上的家庭成员均可服用；1岁以下婴儿请在服用前向医生或药剂师咨询；肝肾功能不全、心功能不全者慎用	2岁以上的家庭成员均可服用2岁以下婴儿请在服用前向医生或药剂师咨询肝肾功能不全者慎用
不良反应	不良反应轻微，偶可引起呕吐、眩晕、头痛、腰痛、腹痛和皮疹等	本品口服吸收少，无明显不良反应，少数病例可见短暂腹痛、腹泻
包装颜色	绿色	红色

---

[1] 编者注：参考COMBANTRIN®产品官网。

表4-3　COMBANTRIN®系列剂量表

年　龄	体　重（kg）	服 用 块 数
1岁以下		向医生咨询
1~5岁	10~25	1~2
6~10岁	26~45	3~4
11~13岁	46~56	5
14~18岁	57~70	6
成人	70以上	7

你的孩子服用COMBANTRIN®会过敏吗？

COMBANTRIN® 和 COMBANTRIN®-1 巧克力块用真正的牛奶巧克力制作，因此含有乳蛋白，并可能含有微量果仁。如果孩子对乳糖、果仁过敏的话，就要避开巧克力味道的，尽量选择片剂（表4-4）。

表4-4　澳洲COMBANTRIN®成分对照

COMBANTRIN®抗寄生虫药	含谷蛋白	含乳糖	含蔗糖	含人工色素	含人工调味剂
COMBANTRIN®巧克力块①	×	√	√	×	√
COMBANTRIN®-1巧克力块①	×	√	√	×	×
COMBANTRIN®-1片剂	×	×	×	√*	×

*日落黄FCF（110）

---

① 编者注：COMBANTRIN®和COMBANTRIN®-1巧克力块用牛奶巧克力制作，因此含乳蛋白，并可能含有微量果仁。

如何预防再次感染？

（1）由于蛲虫感染性极强，因此要确保全家人都服用抗寄生虫药。

（2）蛲虫卵可能会沾染在普通家居物品表面，因此要对家里进行彻底清洁。地毯吸尘、洗地、用热水洗衣服和床上用品，以此杀死残留的虫卵。别忘了清洗孩子的玩具或贴身抱毯，注意换床单时不要抖动，否则可能会将有感染性的虫卵散播到空气中。

（3）服药后的几天内洗淋浴，不要泡盆浴，以便清除肛门周围遗留的所有虫卵。

（4）晚上给孩子穿舒适合身的内裤，这样他们不容易抓挠肛门，可以避免虫卵转移到手指上。

（5）洗手要彻底，并鼓励孩子们也这样做，如厕后更是如此。

（6）剪短孩子的指甲并用正确的方式洗手。

（7）不要让孩子将物品放入口中。

所有人类抗寄生虫药都只能杀灭服药时存在于小肠内的成虫，而不能杀灭虫卵或幼虫，并且当人们再接触到蛲虫时，不能防止再次感染。因此，如果迹象和症状持续存在，则建议在初次治疗后2~4周再进行一次跟进治疗。

测微量元素有没有意义

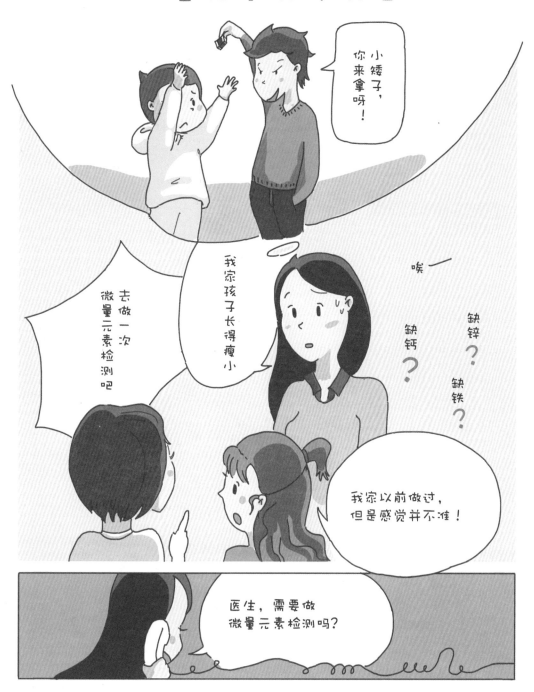

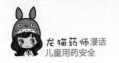
家长都很关心自家宝宝的营养状况，不少家长会在宝宝6个月后带他去医院做一次微量元素检测，再根据检测的结果补充相应的营养素。那么，我们到底有没有必要带孩子去测微量元素呢？

人体微量元素的特点

微量元素在人体内的含量极少：凡是占人体总重量的0.01%以下的元素，如铁（又称半微量元素）、锌、铜、锰、铬、硒、钼、钴、氟等，称为微量元素。

微量元素是人体不可缺少的。微量元素虽然在人体内的含量不多，但与人的健康息息相关，对人的生命起至关重要的作用。微量元素可以保持人体生命活力，促进新陈代谢，影响人的智力和记忆力等。一旦它们摄入过量、不足、不平衡或缺乏都会不同程度地引起人体生理异常或发生疾病。

目前世界卫生组织（WHO）确认的14种必需微量元素是锌、铜、铁、碘、碱、铬、钴、锰、钼、钒、氟、镍、锶、锡。

儿童因生长发育快，消耗较大，补充不足，饮食结构不合理，厌食、偏食、易生病等原因，易缺乏锌、硒、碘、钙、铁等。

人体微量元素检测是否靠谱？

微量元素与儿童健康息息相关，家长格外重视，但医学专家并不认同为了给宝宝补充营养素而去做微量元素测定的做法，这是因为：

（1）末梢血检测的结果并不能代表静脉血水平，即使抽的是静脉血也不能完全客观地反映人体微量元素的真实水平。因为微量元素都是以离子的形式游离在血液中，某个时间点"捕捉"到的微量元素未必能真实反映身体中微量元素的整体情况。

（2）影响检查结果的因素有很多：例如孩子最近的饮食状况，食物摄入过多的孩子检测结果会偏高，食物摄入过少的会偏低；采集工具和容器的影响；操作人员熟练度、检测仪器的精确度的影响等。

哪些孩子需要去做微量元素检测？

一般来说，孩子没有必要进行微量元素检测，除非有明显的症状：缺乏铁元素的儿童多表现为乏力、食欲差、伤口不易愈合；缺乏钙元素，会导致睡眠质量差、佝偻病、抽筋。

婴幼儿如果按照医嘱补充维生素，按时添加辅食，只要正常进食，膳食合理搭配，通常不会缺乏微量元素。对于一些有缺铁、缺钙症状的孩子，医生会按需检测，将微量元素检测作为诊断的参考标准。每一种元素缺乏的诊断，都需要结合高危因素、临床表现、实验室检查共同完成，缺一不可。

国家卫生和计划生育委员会办公厅 2013 年曾发布《关于规范儿童微量元素临床检测的通知》，强调根据儿童的临床症状，可以开展有针对性的微量元素检测，但要规范取血技术操作和保存流程，使用的仪器设备应当取得国家食品药品监督管理部门批准。非诊断治疗需要，各级各类医疗机构不得针对儿童开展微量元素检测；不宜将微量元素检测作为体检等普查项目，尤其是对 6 个月以下婴儿。

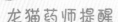

龙猫药师提醒

不要太过于依赖微量元素检测结果。只有孩子生长发育出现明显问题（如厌食、抵抗力差、智商水平下降等症状），才考虑微量元素检测。而且，微量元素检测数据不能作为临床诊断的唯一标准及治疗用药的主要依据，还要结合症状和检测结果综合考虑。

附录 1

儿童日常用药记录卡

为什么要记录孩子每日用药情况？

• 保证孩子的用药安全。每日用药的记录可以准确记下孩子所摄取的药量，保证药物用量安全。

• 这也是一个可以和关爱孩子的其他人，诸如配偶、祖辈、看护者及儿科医生，分享信息的方式。

如何记录每日用药？

使用以下空白记录表，或者自制表格。在记录时，要有以下信息：

• 孩子姓名

• 孩子的年龄及体重（最好以体重决定药物的摄取量。如果不知道孩子的体重就用年龄）。

• 日期

• 每日服用药物的时间

• 药物名称

• 服用的药量

• 照护人

日常用药记录卡放在哪里？

您应该把它放在所有看护者可以很容易找到的地方。您所写的信息将帮助你和其他人记住上次孩子服药的时间和药量。

日常用药记录

儿童姓名_____ 日期_____ 年龄_____ 体重_____

服药时间	症状或问题	药物名称	服用剂量	照护人

注：每次给孩子服药时，大人都应当填写日常用药记录。每日记录新的用药记录，直到孩子不再服药。

附录2

《中华人民共和国药典临床用药须知》规定须做的皮试药物一览表

序号	药物名称	序号	药物名称
1	细胞色素C注射剂	15	胸腺素注射剂
2	降纤酶注射剂	16	白喉抗毒素注射剂
3	青霉素钠注射剂	17	破伤风抗毒素注射剂
4	青霉素钾注射剂	18	多价气性坏疽抗毒素注射剂
5	青霉素V钾片	19	抗蛇毒血清注射剂
6	普鲁卡因青霉素注射剂	20	抗炭疽血清注射剂
7	苄星青霉素注射剂	21	抗狂犬病血清注射剂
8	苯唑西林钠注射剂	22	肉毒抗毒素注射剂
9	氯唑西林钠注射剂、胶囊、颗粒	23	青霉胺片
10	氨苄西林钠注射剂、胶囊	24	玻璃酸酶注射剂
11	阿莫西林片剂、胶囊、注射剂	25	α-糜蛋白酶注射剂
12	羧苄西林钠注射剂	26	鱼肝油酸钠注射剂
13	哌拉西林钠注射剂	27	左旋门冬酰胺酶
14	磺苄西林钠注射剂		

附录 3

美国梅奥诊所
《发热治疗速查表》

婴 儿

年龄	温度	怎么办
0~3个月	肛温≥38℃	联系就医，即便孩子没有其他症状
3~6个月	肛温高达38.9℃	鼓励孩子休息并多喝水，不需要使用药物。如果你的孩子有不寻常的过敏、昏睡或不适，需及时就医
6~24个月	肛温＞38.9℃	·用药：对乙酰氨基酚 ·如果你孩子年龄在6个月以上，也可以使用布洛芬，请仔细确认服用剂量 ·18岁以前不使用阿司匹林解热。如果用药后没有反应或者发热持续1日以上，请及时就医

儿 童

年龄	温度	怎么办
2~17岁	温度高达38.9℃ 3岁前测肛温 3岁后测口腔温度	鼓励你的孩子休息并多喝水，不需要使用药物。如果你的孩子有不寻常的过敏、昏睡或不适，需及时就医
2~17岁	温度＞38.9℃ 3岁前测肛温 3岁后测口腔温度	·用药：对乙酰氨基酚或布洛芬，请仔细确认服用剂量 ·小心不要使用一种以上含有对乙酰氨基酚的药物，如某些咳嗽或感冒药 ·18岁以前不使用阿司匹林解热 ·如果用药后没有反应或者发热持续3日以上，请及时就医

编者注：美国梅奥医学中心创立于1863年，是全美规模最大、设备最先进的综合性医疗体系。2014年全美医院排名，梅奥医学中心排名第一。

（续表）

成 人

年龄	温 度	怎 么 办
≥18岁	口腔温度高达 38.9℃	· 休息并多喝水，不需要使用药物 · 如头痛伴随严重头痛、脖子僵硬、呼吸急促或其他不寻常症状时，及时就医
≥18岁	口腔温度 ＞38.9℃	· 用药：对乙酰氨基酚或布洛芬，请仔细确认服用剂量 · 小心不要使用一种以上含有对乙酰氨基酚的药物，如某些咳嗽或感冒药 · 如果用药后没有反应或者发热持续3日以上，请及时就医

注：口腔温度加 0.3~0.5℃等于肛温。

附录 4

通用名相似的药物

通 用 名	适 应 证	药 物 分 类
利舍平（利血平）	高血压	降压药
利血生	预防肿瘤、化疗引起的白细胞血小板减少症	促白细胞增生药
普鲁卡因	用于浸润麻醉、阻滞麻醉、硬膜外麻醉等	局部麻醉药
普鲁卡因胺	用于危及生命的心律失常	抗心律失常药
磺胺嘧啶	用于对其敏感的细菌及病原微生物所致的感染	抗生素
乙胺嘧啶	主要用于疟疾的预防，也可用于治疗弓形虫	抗疟疾药
阿司匹林	解热、镇痛、抗炎、预防血栓形成等	解热镇痛药
阿斯维林	适用于急慢性支气管炎引起的咳嗽	镇咳祛痰药
阿糖胞苷	主要用于成人和儿童急性非淋巴细胞性白血病的诱导缓解和维持治疗，对其他类型的白血病也有治疗作用	抗肿瘤药
阿糖腺苷	可用于疱疹病毒口炎、皮炎、病毒性带状疱疹等	抗病毒药

参考文献

［1］陈爱欢,陈慧中,陈志敏,等.儿童呼吸安全用药专家共识:感冒与退烧用药［J］.中国实用儿科杂志,2009.

［2］中国药学会安全用药科普传播专家团.公众用药误区汇编［R］.北京:中国药学会.2014.

［3］American Academy of Pediatrics. When to Call the Pediatrician: Fever. America:American Academy of Pediatrics. 2012.

［4］American Academy of Pediatrics. Fever Without Fear. America:American Academy of Pediatrics. 2012.

［5］American Academy of Pediatrics. Medications Used to Treat Fever. America:American Academy of Pediatrics. 2012.

［6］上海儿童医学中心药剂科.药物处方集:第3版［R］.上海:上海交通大学医学院附属上海儿童医学中心.2012.

［7］罗双红,舒敏,温杨,等.中国0~5岁儿童病因不明急性发热诊断和处理若干问题循证指南(标准版)［J］.中国循证儿科杂志, 2016.

［8］National Collaborating Centre for Women's and Children's Health. Feverish illness in children assessment and initial management in children younger than 5 years.England:National Institute for Health and Clinical Excellence. 2013.

［9］中华医学会儿科学会分会消化学组,中华医学会儿科学会感染学组,中华儿科杂志编辑委员会.儿童腹泻病诊断治疗原则的专家共识［J］.中华儿科杂志, 2009.

［10］中华耳鼻咽喉头颈外科杂志编辑委员会鼻科组,中华医学会耳鼻咽喉头颈外科分会鼻科学组.变异性鼻炎诊断与治疗指南(2015,天津)

［J］.中华耳鼻咽喉头颈外科杂志, 2016.

［11］申昆玲,邓力,李云珠,等.糖皮质激素雾化吸入疗法在儿科应用的专家共识(2014年修订版)［J］.临床儿科杂志,2014.

［12］国家中医药管理局.中成药临床应用指导原则［N］.中国中医药报,2010.

［13］COMBANTRIN® 官网.https://www.combantrin.com.au/.Australia.2016.

后 记

想在后记里，跟大家聊聊这本书的由来，它是我人生这段岁月的见证，也是我这段岁月的收获。

2015年4月我开设了一个专注于0～12岁儿童安全用药的微信公众号"龙猫药师"。从发布第一篇文章到现在，不知不觉已经两年多了。数了数，在这段时间里一共发了220多篇文章。

做公众号的初心很简单，身边的朋友都陆陆续续晋升为新手父母，对于孩子生病用药的事情总想问问在上海儿童医学中心做临床药师的我。在众多的咨询中，我发现大家所询问的焦点都是孩子成长过程中很常见的问题，于是我就撰写了相关科普文章供朋友们阅读。由于内容比较专业，分享的人越来越多，公众号关注的人也越来越多。

做这个公众号，用的一直都是自己的业余时间，所以始终也没法做到像其他专职公众号那样的更新频率。在工作、科研、考试、进修非常繁忙的时间里，我甚至很害怕自己会坚持不下去，但是还好，终究是坚持下来了，虽然更新得不算频繁。很感谢先生吴超的帮助，还有粉丝们的信任。

随着社会影响力不断扩大，有好几家出版社都看中了我的文章内容，认为这是很多父母需要的知识。最后我决定与世界图书出版公司的沈蔚颖女士、刘绮黎女士一起出版《龙猫药师漫话儿童用药安全》这本书，以一种轻松活泼的形式来宣传科学的儿童用药知识。

这本书前前后后经历了一年多的时间，白天在医院上班、晚上做公众号、夜里写书稿。在很多个不眠夜里，我的思维异常的清晰，脑子里飞速地安排着该完成的事项。一直以来，公众号坚持原创，原创的过程不可避免地需要花费大量的时间去思考话题，编写文章并且保证权威出处。

在为公众号写文章的时间里，我也收获了很多。我很想在高兴的时候眉飞色舞或者兴高采烈地分享这些喜悦；或者在遇到困难脆弱时能恰如其分表达心里的不安。这些内心的波涛汹涌，这些内心的排山倒海，落于文字，一下子变得风平浪静。我总是尽量客观地书写我的科普文章，倒是我的关注者们常常在后台给我留言，或鼓励或感谢，这些留言带有心灵的温度。真幸运，我和读者互相陪伴。

"做公众号不累吗？"

"累的，需要精力和时间。"

"那你想怎么发展呢？"

不知道怎么回答。停顿。

不是没问过自己这个问题，这里面充满了悖论。想要有所成就的唯一途径是在无为中顺势而为，而不去想这种顺势而为有效与否。否则，你会在不知不觉中思虑过度、贪求太多，从而扭曲了你与所为之事间的关系，或者扭曲了所为之事，结果它在一定程度上变了质，目的不纯，充满偏见，而终不能完全令人满意。

做公众号、写科普书也是一样，但行好事莫问前程。时时警惕想要索取和得到的心态，因为它会阻碍创造的过程，销蚀人的能力，不能清晰地看到事物之间存在的关联。

也许你是公众号的关注者，也许你第一次接触到我的这本书，相信大部分受众都是初为人母或者30岁上下的家长，我们是同龄人，我自己也刚刚大步迈进而立之年。

30岁，曾经是很遥远的，真的临近了，认真看清楚，觉得也不是面目陌生，它跟每个寻常的日子并无差别。只是更多了一些人生体验：毕业、工作、结婚、生子、养育。深度体验每一个或甜蜜或痛楚的过程，剖解、晾晒、分析、提炼，从而拥有更具逻辑和深度的思考，完成这些转变，年龄才真正成为我们自己的勋章。

迈向30岁的这一年里，由于做公众号的原因，遇到很多人，遇到很多事，大多新鲜而美好。他们不断地给我拓展边界，也不断让我接受挑战。比如《龙猫药师漫话儿童用药安全》这本书的出版，写稿和编辑阶段时，一天24小时都嫌有点少。那时的辛苦忙碌反而让我对即将来临的30岁充满了期待。

岁月不会只是流逝，也不会凭空给谁惊喜。伍迪·艾伦说："曾经我白发苍苍，如今我风华正茂。生活刻薄相欺曾令你白发苍苍，而如今的风华，正踏着过去浴火重生迤逦而来。"

我和你一起，面对这岁月，也面对这日日新生；踏实迈出的每一步，都是我们自己的万里路。

失了萝莉脸有什么要紧呢，顺便还扔了玻璃心。这样多好！

我们因关爱孩子而相遇，

我们因药学科普而结缘。

感恩这样的机会和岁月。

这本书的出版，是送给我自己30岁最好的礼物。非常感谢大家对"龙猫药师"微信公众号的支持，非常感谢大家对《龙猫药师漫话儿童用药安全》这本书的支持，我还是会细心耕耘科普这块小小的天地。

李建蕾

2017年5月